지적인 작업자를 위한 **눈 스트레칭**

국립중앙도서관 출판시도서목록(CIP)

지적인 작업자를 위한 눈 스트레칭
3초 동작에서 30분 프로그램까지
야마모토 마사코 지음 ; 박재현 옮김
. -- 서울 : 안테나(Antenna), 2015
150 p. ; 152×208 mm

원표제: 「目トレッチ体操」で近視や老眼、白内障、飛蚊症を改善する
원저자명: 山本 正子
일본어 원작을 한국어로 번역

ISBN 979-11-86000-08-3 13510 : ₩12000

눈(신체조직)[眼]

515.7-KDC6
617.7-DDC23
CIP2015003783

EYE STRETCHING

3초 동작에서 30분 프로그램까지

야마모토 마사코 지음 | 박재현 옮김

지적인 작업자를 위한 **눈 스트레칭**

차례

	6	들어가는 글
1장 눈과 몸의 관계, 눈과 뇌의 관계	10	근육이 약해지고 혈액순환에 문제가 생기면
	14	초점 조절 능력이 떨어지는 순간
	17	사물을 또렷이 보는 네 가지 능력
	20	네 종류의 시력 체크
	30	눈은 전신 거울
	32	[칼럼] 눈과 뇌의 관계
2장 눈 근육 단련하기	36	눈 스트레칭이란
	38	준비운동 1~4
	42	눈 스트레칭 시작
	44	눈 스트레칭 1~7
	54	눈을 움직이는 연습 1~4
	58	[칼럼] 눈 스트레칭에 관한 Q&A
3장 증상별 셀프케어 포인트	62	눈에 트러블을 일으키는 원인들
	63	근시
	67	안정피로
	70	난시
	73	노안
	76	백내장
	78	비문증
	80	안구건조증
	83	충혈
	86	[칼럼] 눈의 피로가 심해지면

4장
시력회복법

- 90 견갑골 & 골반 주변의 혈액순환이 원활해지면
- 92 견갑골을 풀어주는 스트레칭
- 94 견갑골을 풀어주는 고양이 자세
- 96 누워서 하는 코브라 자세
- 98 무릎 쓰러뜨리기 & 팔 비틀기
- 100 무릎 뒤 펴기
- 102 손가락 주무르기
- 104 발가락 주무르기
- 106 귀 지압점 자극하기
- 108 눈에 좋은 전신 지압
- 112 응용편: 전신을 풀어주는 체조 1, 2
- 116 척추 늘리기 호흡: 마무리 운동
- 118 (칼럼) 호흡이 인생을 컨트롤한다

5장
단계별 케어

- 122 눈에 관한 거의 모든 궁금증
- 138 눈 스트레칭 기본 코스
- 140 목·어깨결림에 좋은 중점 코스
- 143 눈 스트레칭 정식 코스

들어가는 글

컴퓨터, 스마트폰 등으로 눈이 침침하거나 불편하다고 호소하는 사람이 급증하고 있다. 자신에게는 먼 이야기일 거라 생각했던 노안이 불현듯 현실이 되었는데, 딱히 치료할 방법도 시간도 없다고 호소하는 사람들이 많다.

하지만 간단한 몇몇 동작만으로, 아주 사소한 습관을 바꾸는 것만으로 시력을 되찾을 수 있다.

나는 20년이 넘게 많은 사람들에게 시력 향상을 위한 눈 관리와 운동법을 가르쳐왔고 그들의 변화를 지켜보았다. 나 역시 노안이 한참이나 진행될 나이임에도 아직 그 비슷한 증상도 나타나지 않고 있다.

내가 눈 스트레칭을 고안한 것은 20여 년 전으로, 아이들의 근시로 고민하는 부모들의 상담을 해준 뒤였다. 40년간 요가를 가르쳐왔으니 그중 절반은 시력향상 요가에 집중해왔다고 볼 수 있겠다. 어째서 전신 요가가 아니라 유독 눈 스트레칭에 그 오랜 시간을 집중해왔을까? 이유는, 눈 관리와 운동 프로그램을 한번이라도 해본 학생들의 놀라운 변화 덕분이다. '시야가 밝아졌다, 뿌옇던 시야가 선명해졌다'는 첫 반응을 시작으로, 수술을 고민하던 사람의 변화, 수술 후 빠른 회복, 치료가 어려운 질병까지 호전되는 것을 목격하고 더 많은 사람들에게 도움을 줄 수 있을 거라고 확신하게 됐다.

이 프로그램은 비단 요가만을 응용하거나 고집하지 않았다. 요가를 포함한 다양한 동양의학과 림프요법, 존 테라피(Zone Therapy) 등 가능한 한 모든 접근방식을 조합함으로써 눈뿐 아니라 전신 건강의 회복을 꾀하였다. 시력 개선에 효과적이라면 그 어떤 것이든 프로그램 안에 조합시켰고 오랜 시간 많은 이들의 임상을 거쳤다.

통상 90분간 이어지는 강좌는 준비 동작부터 시작한다. 준비 운동이 끝나면 여섯 가지 주요 동작으로 구성된 기본 과정을 비롯해, 재미있는 '얼굴 가위바위보' 등으로 시력에 관여하는 근육을 단련시키는 다양한 방법이 뒤따른다. 음식이나 일상생활에서 주의해야 할 점도 정리했으니 반드시 짚어보자. 특히 집에서 혼자서 할 수 있는 방법, 사무실이든 이동 중이든 어디서든 간단하게 해볼 수 있는 관리법도 정리했다.

나의 강좌를 듣고 실천한 사람들의 이전과 이후의 시력을 측정했는데, 그 결과 상당수의 사람들이 단 한 번의 강좌만으로 향상된 수치를 보였다.

눈과 관련된 증상으로는 근시, 난시, 원시를 비롯해 안구건조증, 노안, 비문증, 백내장 등 참으로 다양하다. 의학이 발전하면서 라식이나 백내장 수술도 일반적으로 행해지고 있어서 수술을 고민하는 사람도 많아졌다. 물론 상황에 따라서는 수술이 최고의 선택일 수 있다. 하지만 어떤 외과적 수술이든 장단점이 있기에 꼼꼼히 검토한 뒤에 선택해야 한다. 그러나 셀프케어로 눈이 좋아지고 그 상태를 오래도록 유지할 수 있다면, 수술을 고려하기에 앞서 그 방법을 알고 실천하는 것이 더 좋지 않을까?

눈 스트레칭은 혼자서 간단히 시력과 관련된 근력을 단련함으로써 시력을 회복하는 방법이다. 언뜻 보기에는 멀리 돌아가는 것처럼 보일지 모르지만, 증상이 나타난 뒤 대증요법으로 대처하는 게 아니라 눈이 나빠지기 전에 '예방'한다는 것이 최고의 장점이다.

우리는 눈으로 들어오는 정보를 비롯하여 온갖 정보에 노출되어 있다. 너무 많은 정보는 자극을 넘어 뇌에 스트레스를 일으키고, 눈을 피로하게 만드는 원인이 된다. 때로는 정보를 차단하듯 눈을 감고 '마음을 가라앉히는' 순간도 필요하다. 무슨 일이든 마음가짐이 중요한데, 눈 스트레칭을 할 때도 좋은 마음과 자세로 시작하길 권한다. 운동할 때의 포인트에 대해서는 책에 자세히 소개했지만, 모든 동작의 토대가 되는 것은 '눈이 좋아진다'는 믿음이다. 시간이 부족하다거나 귀찮다는 마음을 접고 눈이 맑아질 수 있다는 여유로운 마음으로 시작하길 바란다. 자, 지금 이 순간부터 그렇게 믿자.

시력향상 요가협회 이사장 야마모토 마사코

제1장

눈과 몸의 관계,
눈과 뇌의 관계

근육이 약해지고
혈액순환에 문제가 생기면

대부분의 현대인은 눈에 관련한 불편과 문제를 가지고 있다. 세대나 직종에 따라 다르긴 하겠지만 컴퓨터, 스마트폰, 태블릿을 보는 시간이 길어지고 특히 젊은 세대는 게임이나 메일, 트위터나 카카오톡 같은 SNS로 대부분의 시간을 보내는데 이런 일상은 눈에 상당한 부담을 준다. 디스플레이에 열중한 나머지 눈을 깜빡이는 횟수가 현격하게 줄어들기 때문이다. 깜빡임은 눈에 절대적인 휴식의 순간이다.

컴퓨터 화면에서 방사되는 해로운 전자파가 신체의 각종 질환을 유발하는 VDT(Visual Display Terminal) 증후군도 급증하고 있다. 주로 눈의 피로에서 시작해 시력 저하나 충혈, 뿌연 시야, 건조하거나 가물거리는 증상 외에도 어깨 결림, 허리나 등의 통증 같은 다양하고 폭넓은 통증을 일으킨다. 뿐만 아니라 불안이나 짜증, 우울증 같은 정신적인 증상도 꼽을 수 있다. 화면을 보는 시간이 길어지면 자연히 운동이 부족해진다. 눈의 문제가 전신 건강의 이상으로 이어지는 것이다.

컴퓨터를 이용해 작업하는 근로자의 신체적인 피로와 증상

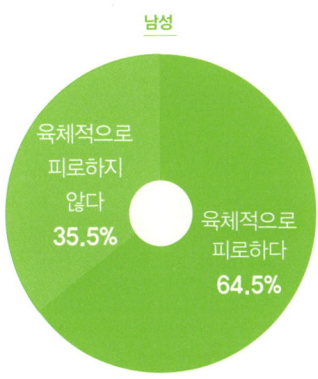

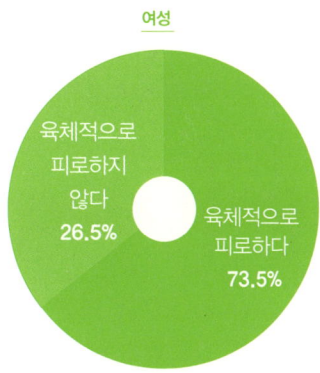

남성의 증상별 순위	
1위	눈의 피로·통증
2위	목, 어깨 결림·통증
3위	허리의 피로·통증
4위	등의 피로·통증
5위	두통

여성의 증상별 순위	
1위	눈의 피로·통증
2위	목, 어깨 결림·통증
3위	두통
4위	등의 피로·통증
5위	허리의 피로·통증

컴퓨터 작업에 종사하는 남녀 1만 6,000명을 대상으로 한 통계(2008년도 후생노동성 조사). 복수 답변 중 '눈의 피로·통증'을 호소한 사람의 비율은 90%가 넘는다.

눈으로 사물을 보는 메커니즘에 대해 살펴보자

지금 이 책을 읽기 위해 당신이 눈을 움직일 때 눈 주위에 있는 '외안근'이라 불리는 6개의 근육이 관여한다. 상하좌우로 눈을 부드럽게 움직일 수 있는 것은 모두 이 근육들에 의해 가능하다(옆 그림 참조). 또한 눈 주위에는 빛과 색을 감지해 정보로 받아들이는 신경세포와 무수한 모세혈관이 넓게 퍼져 있어 보는 기능을 보완해준다.

눈을 지탱해주는 근육이 피로하거나 약해져 혈액순환이 원활히 이뤄지지 않아 눈 주변에 혈액이 부족해지면 눈의 불편감이 두드러진다. 눈을 혹사한다는 것은 눈 주변 근육의 긴장 상태가 오래도록 이어진다는 뜻인데, 이렇게 되면 혈류가 정체한다. 피로한 상태를 해소하지 않은 채 계속해서 눈에 부담을 주면 두통이 생기기도 하고 전신의 피로는 물론 뇌에 심각한 스트레스를 주기도 한다. 이런 사태를 막기 위해서는 1시간마다 5분에서 15분 정도 눈을 쉬게 해주고 가볍게 몸을 움직여 긴장을 풀어주고 체온을 따뜻하게 해 혈액순환을 원활하게 해야 한다.

안구를 움직이는 근육(외안근)

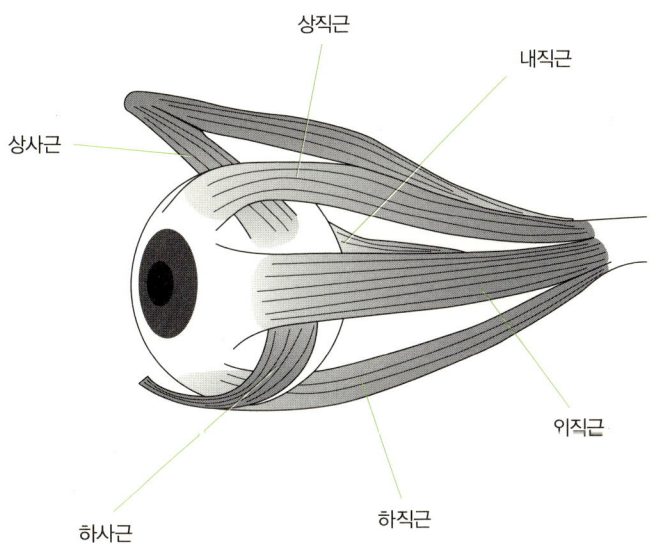

초점 조절 능력이
떨어지는 순간

사물을 볼 때 중요한 기능은 대상물을 파악하고 그 거리에 따라 초점을 맞추는 것이다. 말하자면, 카메라의 오토포커스 기능으로 안구 속 '수정체'의 두께를 조절함으로써 가능하다. 이렇게 수정체를 통해 빛의 굴절률을 바꾸고 망막에 영상이 맺히면 비로소 우리는 사물을 인식한다.

수정체의 이런 작용은 '모양체근'이라는 근육에 의해 이뤄진다. 초점을 똑바로 맞춰 사물이 보이는 상태를 '정시'라 하고, 이 초점 조절 능력이 원활히 이뤄지지 않는 상태라면 '근시'나 '원시'가 된다.

보통 근육이 이완된 상태에서 수정체는 얇게 늘어난 상태인데, 가까운 사물을 보기 위해서는 수정체 렌즈를 두껍게 만들어 빛의 굴절력을 높인다. 근시의 경우 빛을 굴절시키는 힘이 너무 강해 망막 앞에 초점이 맺히기 때문에 멀리 있는 사물이 잘 보이지 않는다. 반대로, 원시는 굴절시키는 힘이 약해 망막 뒤에 초점이 맺히기 때문에 사물이 또렷이 보이지 않는다. 난시는 각막이나 수정체가 일그러져 여러 곳에 초점이 맺히기 때문에 망막에 또렷한 영상이 맺히지 않는다. 어두운 곳에서 또는 나쁜 자세로 가까운 사물을 장시간 보게 되면 눈 근육의 긴장이 풀리지 않아 조절력을 상실하게 되는데, 이것이 수정체의 굴절 이상이다.

혈액순환이 순조롭지 못한 상태에 굴절 이상이 보태지면 사물이 잘 보이지 않게 되고, 눈에 부담을 가중시킨다. 그러면 충혈증이나 안구건

근시·원시·난시의 구조

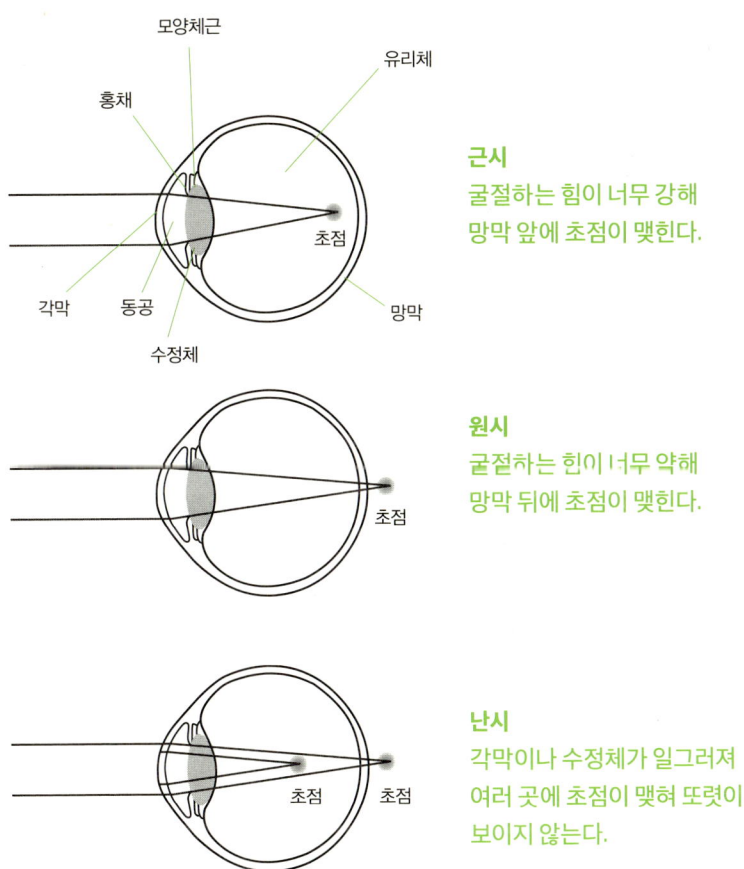

근시
굴절하는 힘이 너무 강해
망막 앞에 초점이 맺힌다.

원시
굴절하는 힘이 너무 약해
망막 뒤에 초점이 맺힌다.

난시
각막이나 수정체가 일그러져
여러 곳에 초점이 맺혀 또렷이
보이지 않는다.

조증 같은 증상이 더해지면서 다시 시력 저하를 초래한다. 이처럼 눈에 일어나는 문제는 일단 한 번 발생하면 연쇄적으로, 복합적으로 더 큰 증상과 연결된다. 서서히 지속적으로 일어나기 때문에 초기에 문제를 바로잡기가 쉽지 않고, 나빠진 눈은 회복시키기 어렵다며 포기하는 사람들도 많다.

그러나 시력은 분명히 회복시킬 수 있다. 그것도 생각보다 빠른 시간 내에, 아주 간단한 방법으로도 불편한 증상을 한층 호전시킬 수 있다. 우선 눈 근육을 단련하면 유연성이 회복된다. 동시에 몸 전체의 혈액순환을 개선하면 눈에 공급되는 영양의 질과 양이 달라지면서 불편한 증상이 나아질 뿐 아니라 시력이 좋아진다.

노안은 나이가 듦에 따라 일어나는 현상으로, 근거리 초점을 맞추기 어렵다. 초점이 맺히기 시작하는 근점거리가 30센티미터를 넘으면 안경으로 시력을 교정해줄 필요가 있다. 사람에 따라 정도의 차이가 있지만 노안은 근시, 원시, 난시인 사람을 포함한 모든 사람에게 일어나고, 그 진행은 누구도 멈출 수 없다. 그러나 나를 비롯해 눈 스트레칭을 실천해 온 많은 사람들은 노안을 막을 수 있다는 확신을 갖고 있다. 지금까지의 경험들로 그것도 결코 불가능한 일이 아니라는 결론을 얻었다.

사물을 또렷이 보는
네 가지 능력

눈 스트레칭 프로그램을 본격적으로 소개하기에 앞서 시력에 대해 조금 더 알아보자. 시력검사에서 시력표(란돌트환 시표)를 보고 측정할 수 있는 시력은 '정지 시력'이다. 정지 시력이란, 정지해 있는 사물을 보는 능력이다. 시력에는 여러 종류가 있는데, 사물을 보는 방식을 세밀하게 분류하면 아래와 같다.

움직이는 사물을 보는 능력을 '동체 시력'이라 한다. 뛰어난 운동선수는 이 능력이 탁월한데, 정지 시력과 동체 시력은 반드시 비례한다고 볼 수 없다. 시력은 운전을 할 때 반드시 필요한 능력이라 면허취득이나 갱신 때는 정지 시력을 측정하는 시력검사가 이뤄진다. 한편 '동체 시력'은 나이가 들수록 낮아지는 경향이 있어 만 70세 이상의 고령자가 면허를 갱신할 때는 반드시 고령자를 위한 강습을 수강해야 하고, 그중에 동체 시력 검사가 포함되어 있다. 그만큼 연령의 영향을 쉽게 받는 시력이라 말할 수 있다. 하지만 트레이닝을 하면 이 시력을 유지하고 얼마간 회복할 가능성도 있다.

다음으로, 단시간 혹은 순간적으로 사물을 보고 즉각적으로 알아차리는 능력을 '순간 시력'이라고 한다. 시야에 들어온 숫자나 도형 등의 정보, 인물의 얼굴이나 특징을 한순간 적확하게 파악하고 기억하는 능력이다. 시력 그 자체가 아니라, 집중력이나 피로도와 깊은 관련이 있어서 사물을 보는 에너지라 해도 좋다. 이 능력 역시 트레이닝으로 높일 수 있고 일이나 작업의 능률 향상으로도 이어진다.

마지막으로, '주변시야 능력'이다. 시야란, 눈을 움직이지 않고 사물을 볼 수 있는 범위를 가리킨다.

시야는 한쪽 눈으로 약 160도, 양쪽 눈으로는 200도의 범위에 이른다. 하지만 보이는 범위의 모든 것을 모조리 인식하는 것은 아니다. 시야 중심부에 비하여 주변시야의 시력은 나이를 먹으면서 점점 낮아진다.

보행 중 고령자가 교통사고를 당하는 비율이 높은 것은 이 '주변시야 능력' 저하와 깊은 연관이 있다. 주변시야란 흐릿하게는 보이지만 그 대상을 뚜렷이 인식하지 못한 상태이기 때문에 주의력이 미치지 않는 범위라 할 수 있다. 연령과 무관하게 눈에 피로가 쌓이면 주변시야의 시력이 낮아진다. 이때는 휴식이 가장 좋은데, 의식적으로 시야를 넓히는 트레이닝으로 이 능력을 향상시킬 수 있다.

단, 녹내장 같은 안과 질환은 시야 일부를 결손시켜 시야 장애를 일으키기 때문에 이런 질환들로 조금씩 시야가 좁아지는 경우도 있다. 이것도 보통 나이가 들면서 일어나는 현상으로 서서히 진행된다. 게다가 한쪽 눈에서만 일어나면 좀처럼 알아차리기 어렵다. 병원에서 세밀한 시야검사를 할 수 있으니 만일 이런 증상이 의심된다면 즉시 안과 검진을 받아보자.

눈에 하나의 문제가 생겼다면 이 다양한 시력들 간의 균형이 무너져 다시 증상을 심화시키기도 한다.

우선은 소개하는 정지 시력, 동체 시력, 순간 시력, 주변시야 능력을 체크해 자신의 눈이 현재 어떤 상태인지 확인하자.

정지 시력 체크
① 란돌트환

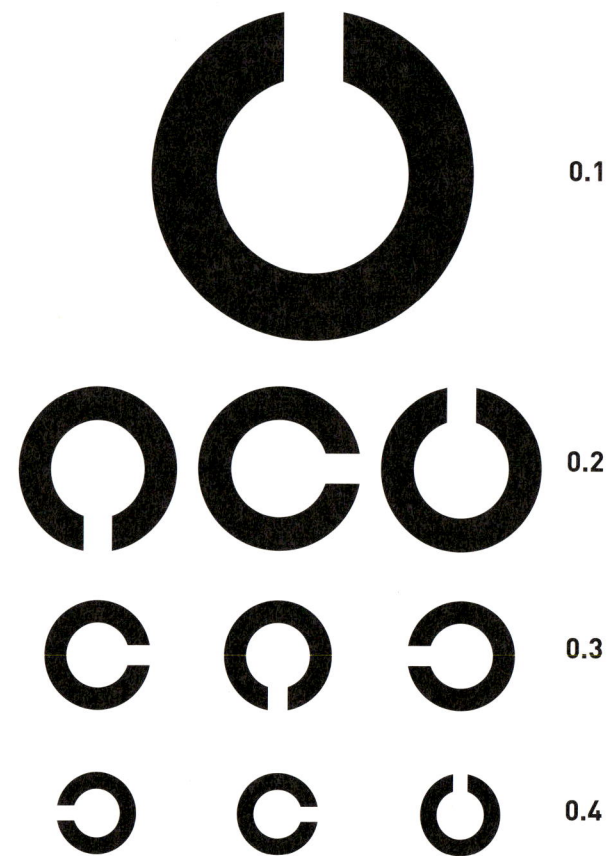

책을 눈높이에 맞춰 3미터 떨어진 곳에 두고,
양쪽 눈을 차례로 측정하자.

동체 시력 체크
② 숫자 차례로 찾기

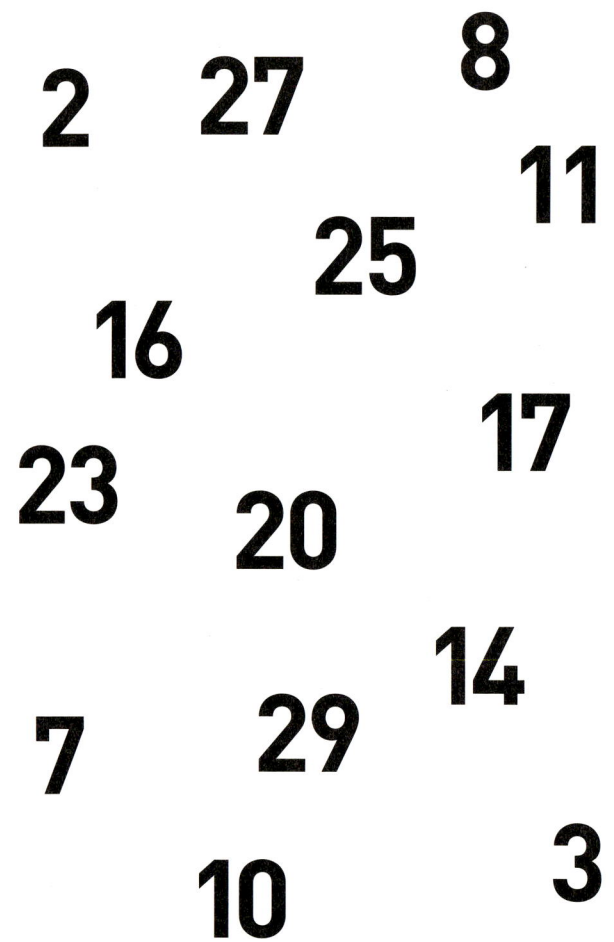

1부터 30까지 순서대로 가급적 빨리 숫자를 찾는다. 의자에 허리를 곧게 펴고 앉는다. 책을 40~50센티미터 거리로 띄워 눈높이로 들고 30까지 찾는 데 시간이 어느 정도 걸리는지 측정하자.

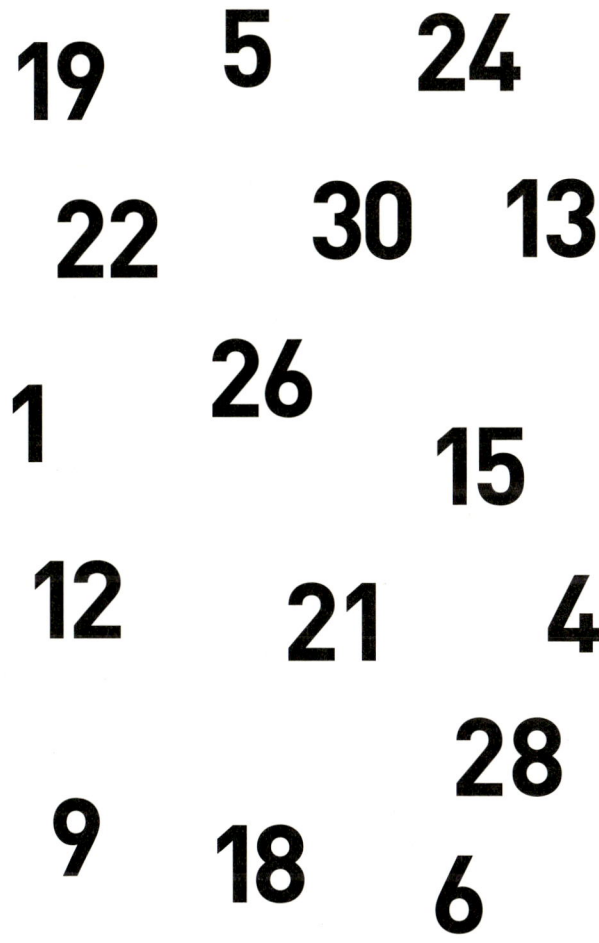

순간 시력 체크
③ 그림 찾기

찾아야 할 물건

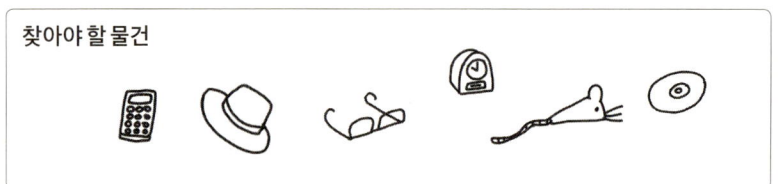

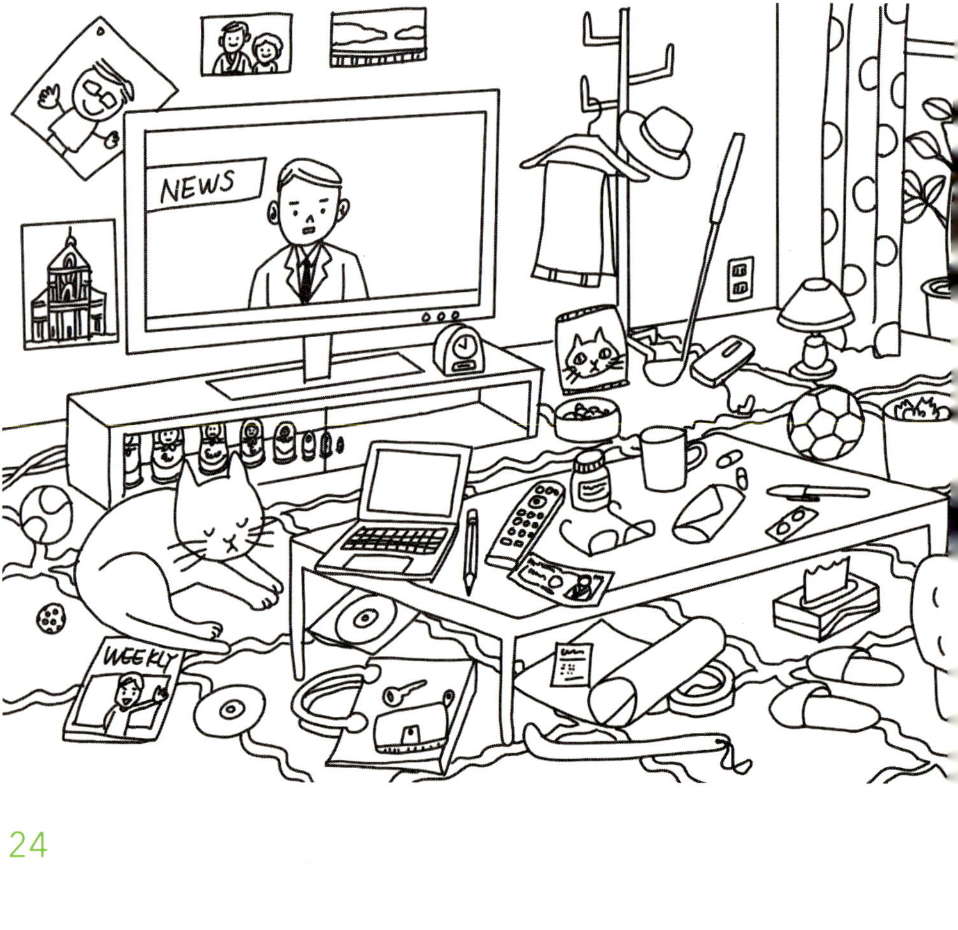

찾아야 할 물건이 아래 그림 속에 숨어 있다. 의자에 앉아서 책을 눈높이로 들고서 눈만 움직여 모든 물건을 찾는 데 몇 분이 걸리는지 측정하자.

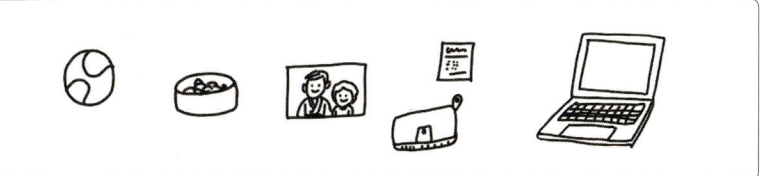

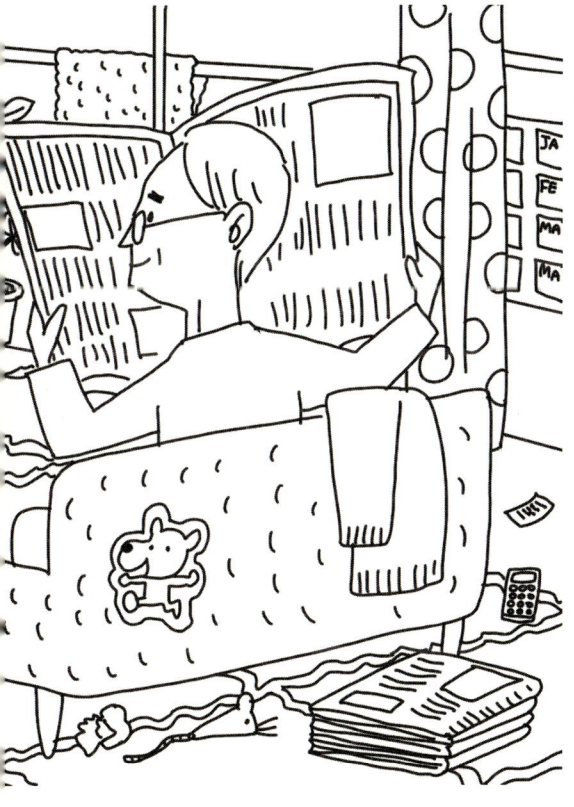

주변시야 능력 체크
④ 선 세기

①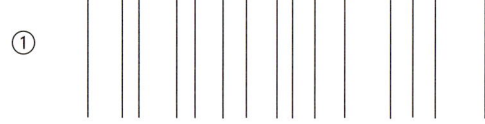

②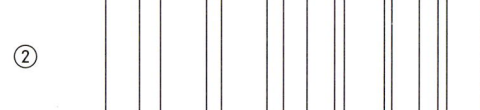

③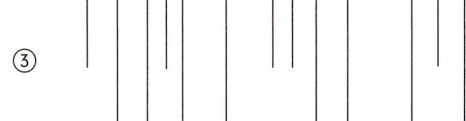

④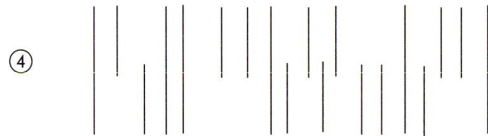

⑤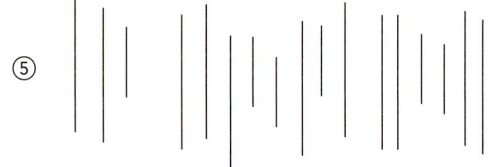

①~⑪ 까지 눈으로만 몇 개의 선이 있는지 센다.
의자에 허리를 곧게 펴고 앉는다. 40~50센티미터 거리를 띄워 책을 눈높이로 들고서 2분 동안 몇 문제까지 풀었는지 측정하자.

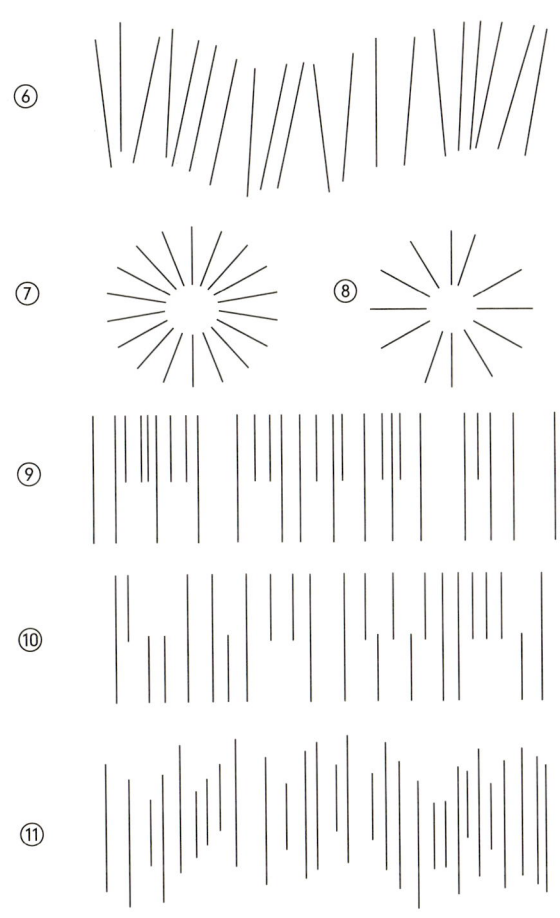

시력측정 결과

① 정시 시력

일반적인 시력측정과 같다고 보면 된다. 가장 좋은 1.5에서 가장 나쁜 0.1까지 당신의 시력은 어디쯤인가? 지금 정지 시력을 파악해두고 2장 이후에 소개하는 눈 스트레칭과 여러 케어 방법들을 실행한 뒤 다시 측정했을 때 그 효과를 실감할 수 있다. 1주~4주까지 일정한 기간을 정해 관리법들을 실천해보고 직후에 정지 시력을 측정해보자. 더 열심히 따라할 의욕이 생길 것이다.

② 동체 시력, ③ 순간 시력

②는 무작위로 놓여 있는 숫자를 순서대로 찾아낸 시간, ③은 그림 속에서 물건을 찾아내는 시간으로 각각 자신의 시력을 판단한다.

- **1분 이내·1분대**
  시력에 문제가 없다. 지금 상태를 유지하기 위해서 셀프케어를 꾸준히 한다.
- **2분대**
  양호한 상태다. 평소 적당히 눈 관리를 하고 트레이닝도 빠뜨리지 말고 실시한다.
- **3분대**
  눈이 피로한 상태이다. 트레이닝을 실시하면 수치가 반드시 개선된다.

당신의 결과는 어떤가? 사물을 볼 때의 습관이나 측정 순간의 피로도에 따라 달라지고 시력의 균형도 중요하니 정기적으로 체크할 것을 권한다. 체크 결과로 눈의 상태를 파악하고, 이어서 관리와 치료법에 대해 알아보자.

②와 ③은 움직이는 사물을 보는 경우와 순간적으로 보는 경우의 차이지만, 평소 틈날 때마다 의식적으로 실시하면 눈 근육을 단련할 수 있다. 게임하듯 즐겁게 해보자.

④ 주변시야 능력

2분 동안 몇 번까지 선의 개수를 세었는지로 판단한다.

- **1~5번**
  눈이 약해져 있다. 눈이 지쳐 있든지, 눈 주변 근육을 자주 움직이지 않을지도 모른다. 지속적으로 눈 스트레칭을 반드시 실천한다.

- **6~9번**
  눈의 기능이 다소 떨어져 있다. 휴식을 취하고 평소 운동과 관리를 거르지 않는다.

- **10번 이상**
  시야에는 문제가 없지만, 앞으로도 운동이나 관리를 계속하고 정기적으로 시야 체크도 한다.

눈은 전신 거울

눈에 대한 고민은 비단 시력 문제만이 아니다. 안구건조증, 비문증, 녹내장이나 백내장 같은 다양한 문제가 있다. 불편을 느끼긴 하는데 정확한 원인을 모른다면 한시라도 빨리 전문의로부터 정확한 진단을 받아야 한다. 기능 향상에 중점을 둔 눈 스트레칭을 실시하면 어떤 변화를 기대할 수 있는지 정리한 데이터를 보자.

표 ①은 15분간 눈 스트레칭을 실시한 전후의 정지 시력의 변화, ②는 눈 스트레칭을 꾸준히 실천한 효과를 정리한 것이다. 표에서 보듯 15분만으로도 즉시 효과를 얻을 수 있을 뿐 아니라 안구건조증 등 고질적인 불편함을 많은 부분 개선할 수 있다. 망막에는 미세한 수많은 모세혈관이 모여 있어 당뇨 합병증이 눈에 나타나는 것처럼 다른 신체의 다양한 질병이 눈에 영향을 주기도 한다. 눈은 몸 전체의 혈액순환과 혈관 상태에 큰 영향을 받는다.

1. 눈 스트레칭 직후 시력측정 결과

효과	눈 스트레칭 체조로 효과를 느낀 사람 수
1단계 상승	4
3단계 상승	6
4단계 상승	6
5단계 상승	7
7단계 상승	1
8단계 상승	2
13단계 상승	1
변화 없음	5
단계 하락	5

2. 눈 스트레칭 체조를 계속한 결과

효과	눈 스트레칭 체조로 효과를 느낀 사람 수
시야가 밝아졌다	36
시야가 투명해졌다	28
기분이 좋아졌다	12
안구건조증이 해소되었다	8
충혈이 없어졌다	1
피로가 해소되었다	10
어깨 결림이 편해졌다	12
난시가 개선되었다	1
가성근시가 개선되었다	1

눈과 뇌의 관계

'어디로 사물을 보는가?'라고 질문을 하면 '그야 물론 눈으로 본다'고 대답할 것이다. 이 답은 절반만 맞다. 분명 얼굴에 있는 두 개의 '안구'는 카메라 렌즈처럼 대상물에 초점을 맞추고 화상으로 받아들여 눈 안쪽의 '망막'이라는 스크린에 비추는데, 그것을 대뇌에 있는 '시각야'에서 확인하고 나서야 비로소 사물을 인지한다.

똑같은 사물을 보더라도 지식이나 경험이 없는 아이는 그것이 무엇인지 이해할 수 없지만, 어른은 자신이 본 영상을 자신의 경험이나 뇌에 저장된 기억에 비춰보고 무엇인지를 판단한다. 또 두 개의 안구로 각각 들어온 영상을 뇌에서 처리하면서 원근감을 느끼기에 사실은 '뇌로 본다'는 것이 정확한 답이다.

최근 '매직아이'라 불리는 스테레오그램(stereogram, 입체그림)을 보는 트레이닝이 인기를 끌고 있다.

이것은 오른눈과 왼눈으로 들어온 각각의 화상을 입체적으로 보는 방법으로, 오른눈과 왼눈으로 평행하게 보는 '평행법'과 좌우를 거꾸로 보는 '교차법' 두 가지가 작용하는 원리이다.

놀이처럼 도전하며 사람에 따라서는 시력을 회복하는 경험을 하기도 하고 눈 근육의 긴장이 풀리는 효과를 얻기도 한다. 이외에 기하학 문양의 정지한 그림이 마치 움직이는 듯이 보이거나, 실제보다도 길게 혹은 짧게 보이는 눈의 착각을 이용한 '착시'로 뇌를 단련하는 방법도 주목받고 있다.

눈 스트레칭도 숫자 찾기나 미로처럼 즐기면 눈은 물론 뇌도 단련시킬 수 있다. 시력 향상에 뇌력 향상이라는 효과까지 덤으로 얻을 수 있는 것이다.

제2장

눈 근육 단련하기

눈 스트레칭이란

눈 스트레칭이란, 안구와 전신을 위한 체조에 혈액순환을 활성화하는 지압, 체온을 따뜻하게 올리는 다양한 방법을 조합하여 고안해낸 종합적인 시력 향상법이다.

앉아 있는 시간이 길어지고 운동이 부족해지면 당연히 대사나 혈액순환이 악화된다. 이때 눈도 영향을 받는데, 컴퓨터 화면에 집중하느라 눈을 깜빡이지 않고 작업하는 시간이 길어지면 눈 주변의 혈액순환이 특히 악화된다. 그래서 몸이 피곤하거나 눈이 아플 때 무의식적으로 눈을 비비게 되는 것이다. 눈 건강을 위해서는 가장 먼저 눈 주변의 혈액순환이 원활히 이뤄지도록 해야 한다. 혈액순환이 좋아지면 산소나 영향이 원활히 공급되어 눈이 가진 본래의 기능을 발휘할 수 있다.

물론 눈의 혈액순환 촉진과 더불어 전신의 혈액순환도 원활히 이뤄지도록 개선해야 하는데, 굳이 격렬한 운동이 아니더라도 매일 아침저녁으로 단 15분 동안 적당히 몸을 움직여주면 몸이 달라진다는 것을 느낄 것이다.

눈 스트레칭의 기본은 안구를 상하좌우로 움직이거나 굴리거나 혹은 앞으로 내밀거나 집어넣는 동작으로, 안구 주변 근육을 단련하는 방법이다. 일상생활에서 좀처럼 사용하지 않는 근육을 일부러 움직여 단련하는 것으로, 직접 해보면 그 느낌을 알 수 있다. 시력 약화, 특히 노안은 결국 눈 주변의 근육과 인대가 약해지는 현상이기 때문에 안구를 부지런히 움직이는 동작은 시력 회복을 위한 기본적인 습관이다.

눈 스트레칭은 즉각적으로 효과가 나타나지만 한 번으로 끝내면 안 된다. 긴가민가 하는 마음을 잠시 접고 시력 측정 후 정확한 목표를 정해 놓고 꾸준히 실천하면 분명 원하는 눈 건강과 시력을 되찾을 것이다.

주의할 점

눈 스트레칭은 어렵지 않지만 몇 가지 주의할 점이 있다. 체조 전에 준비운동(38~41쪽 참조)으로 긴장을 풀고, 마치기 전에 마무리 운동(136쪽)으로 눈과 몸을 충분히 이완시킨다. 특히 제4장에서 소개하는 전신 체조와 지압을 함께 하면 더 큰 효과를 더 빠르게 느낄 수 있다.

- 안경이나 콘택트렌즈를 사용하는 사람이라면 반드시 빼고 시작한다.
- 눈 운동은 지나치면 오히려 눈에 부담을 준다. 책에 표기한 방법과 회수를 지킨다.
- 동작 중에 통증이나 기타 다른 위화감이 더 커진다면 즉시 중지하고 서둘러 안과 진단을 받자.

준비운동

① 복식호흡

숨을 들이마신다
→ 배가 부풀어 오른다

① 의자에 앉아 눈을 감고 천천히 코로 숨을 마신다. 배가 부풀어 오르는 것을 느낀다. 가슴 가득 숨을 들이마셨다면 몇 초간(3~5초) 호흡을 멈춘다.

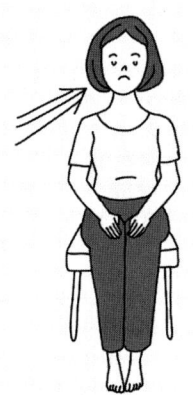

내쉰다
→ 배가 들어간다

② 천천히 입으로 숨을 내쉰다. 복근을 사용하여 배를 집어넣는 기분으로 강하고 길게 내쉰다(여기까지 1세트).

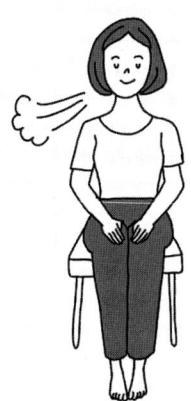

포인트
바닥에 책상다리로 앉아서 해도 좋다.

준비운동

② 발목 돌리기

다리를 앞으로 곧게 펴고 앉아 한쪽 다리를 다른쪽 허벅지 위에 얹는다. 얹은 다리의 발가락에 반대쪽 손을 그림처럼 끼워 잡고, 시계방향으로 돌렸다가 다시 반대방향으로 돌린다. 가능한 크게 돌린다(여기까지 1세트). 3세트를 실시한 뒤에 반대쪽 발목도 같은 방법으로 돌린다.

3세트

포인트
· 도중에 등이 구부정해지지 않도록 주의!
· 발목은 크게 천천히 돌리자.

준비운동

③ 손목 흔들기

① 두 다리를 곧게 펴고 앉아서 양팔을 어깨보다 높은 위치까지 올린 뒤 손목을 흔든다. 끝나면, 목을 천천히 돌려준다.

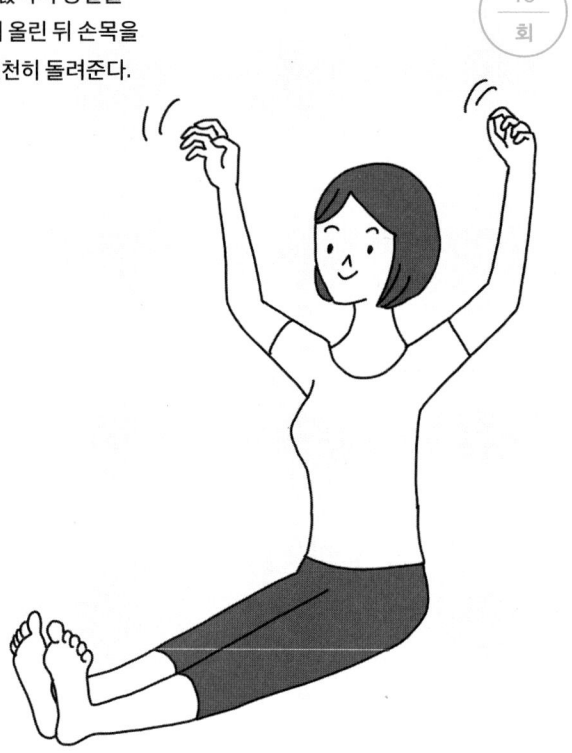

10회

포인트
- 어떤 자세라도 좋으니 편한 자세로 실시한다.
- 손목에 힘을 주지 말고 부드럽게 흔든다.
- 도중에 등이 구부정해지지 않도록 주의한다.

준비운동

④ 깜박이기

② 편안한 자세에서 눈을 크게 뜬다.

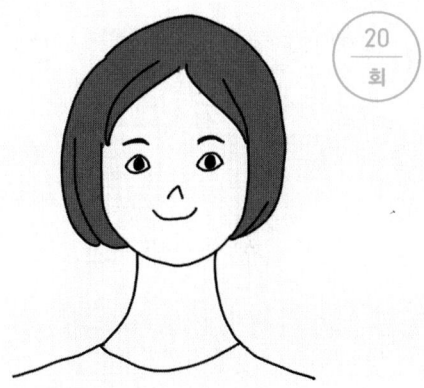

20 회

③ 눈을 꼭 감는다.
1초에 1회 속도로 반복한다.

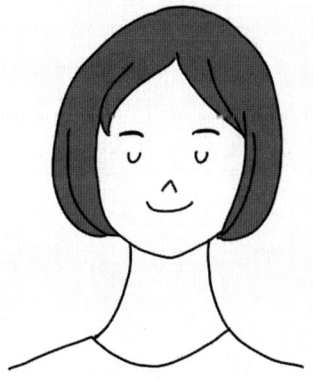

포인트
확실히 감았다가 뜬다.

여기까지 준비운동은 끝!
본격적인 눈 스트레칭을 시작해보자.

눈 스트레칭 시작

각 동작을 할 때는 얼굴은 움직이지 않은 상태에서 눈만 움직인다.

상하 → 좌우 → 이어서 시계방향으로 오른쪽 위, 오른쪽 아래 → 왼쪽 아래, 왼쪽 위의 순서로 눈을 움직인다(44~45쪽). 그 다음 눈을 빙그르 한 바퀴 굴리듯 움직이고(46쪽), 이어서 ∞자 모양으로 회전시킨다(47쪽). 의식적으로 눈을 최대한 멀리 움직이도록 한다. 직접 해보면 의외로 평소 눈의 움직임과 많이 다르다는 것을 느낄 수 있다. 이 안구 운동만으로도 충분히 혈류를 촉진시켜 시야가 밝아지고, 혈액순환이 좋아진다.

눈을 앞으로 내밀었다가 안으로 집어넣는 동작은 눈 근육과 신경에 자극에 효과적이다(48쪽). 이 동작을 할 때는 안구의 움직임을 머릿속에 그리면서 실시한다.

촛불을 바라보며 눈에 휴식을 주는 스트레칭(49쪽)은 빛의 밝기에 의해서 자동적으로 열렸다 닫히는 검은 동자의 동공을 적극적으로 움직이도록 하는데, 스스로 의식적으로는 움직일 수 없는 홍채근에 적절히 좋은 자극을 준다.

이어지는 얼굴 가위바위보(50~51쪽)는 누군가와 함께 하면 더 즐겁게, 얼굴의 표정근을 풍부하게 사용하기에 마음까지 기분 좋게 풀어준다. 사자 얼굴(52~53쪽)의 생동감 넘치는 움직임은 눈과 심신의 긴장을 풀어주는 효과가 있다.

　마지막으로 소개하는 미로나 숫자 찾기는 동체 시력 향상에 도움을 주는데, 앞의 스트레칭을 충실히 할수록 점점 더 속도가 빨라질 것이다.

눈 스트레칭
① 상하좌우로 움직이기

위아래로 움직인다

눈을 위로 향하고 이마를 본다는 감각으로 그 상태를 3초간 유지한다.
이어서 자신의 코끝을 본다는 감각으로 시선을 아래로 향하고
그 상태를 3초간 유지한다(1세트).

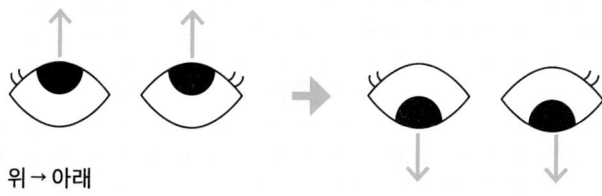

위 → 아래

눈을 좌우로 움직인다

눈을 왼쪽으로 향하고 3초간 유지한 다음,
이어서 오른쪽으로 향해 3초간 유지한다(1세트).

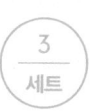

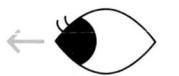 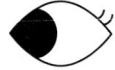 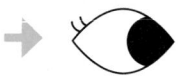 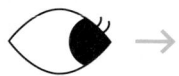

왼쪽 → 오른쪽

포인트
· 눈을 깜빡이지 않는다.
· 시선이 향하는 곳보다 2밀리미터 정도 멀리 보는
  듯한 감각으로 실시한다.

눈을 모로 움직인다

머리는 고정한 채 눈만 움직여 모로 왼쪽 위, 오른쪽 위,
오른쪽 아래, 왼쪽 아래 위치로 향하는데, 각각 3초간 유지한다(1세트).

3
세트

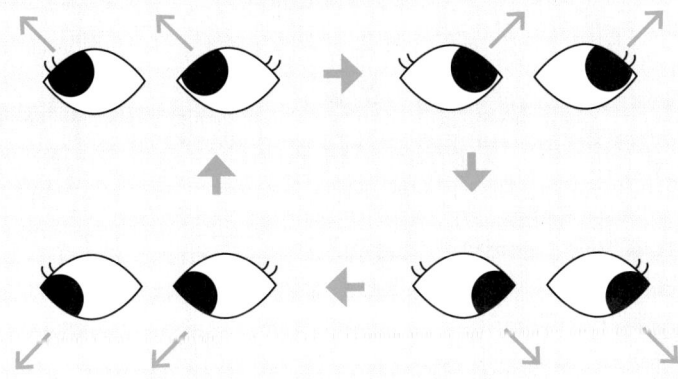

대각선으로 왼쪽 위 → 대각선으로 오른쪽 위
→ 대각선으로 오른쪽 아래 → 대각선으로 왼쪽 아래

포인트
시선을 움직일 때 얼굴도 같이 움직인다면
주먹을 쥐고 턱에 대 고정한다.

눈 스트레칭
② 빙그르 회전시키기

눈을 시계방향으로 가급적 크게, 천천히 1바퀴 회전시킨다.
이어서 시계반대방향으로 1바퀴 회전시킨다.

포인트
· 얼굴은 움직이지 않는다.
· 실시하는 중에 시선이 정면을 향하지 않는다.

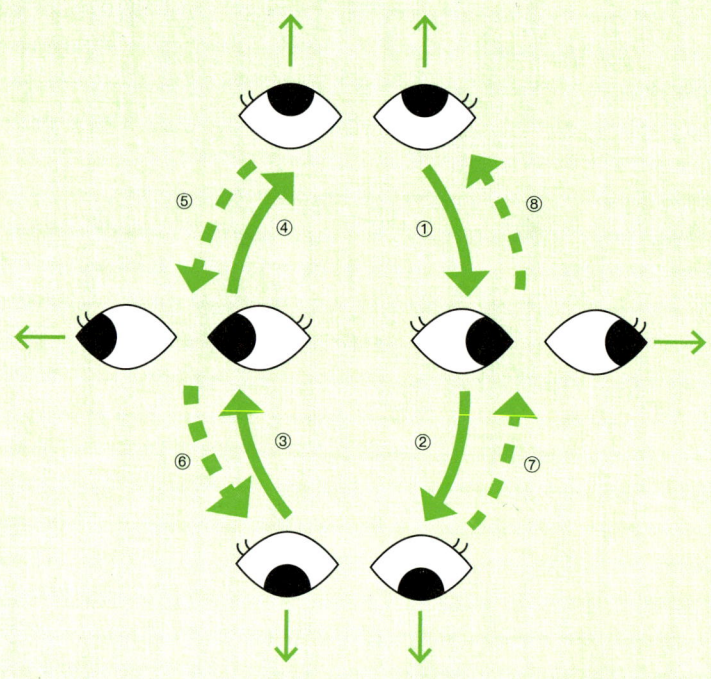

눈 스트레칭
③ ∞ 모양으로 움직이기

눈을 누워 있는 ∞ 모양으로 그리듯이 움직인다. 3세트 실시하고, 반대방향으로도 동일한 방법으로 실시한다.

포인트
장시간 컴퓨터 작업하는 틈틈이 실시하면
안구건조를 예방할 수 있다.

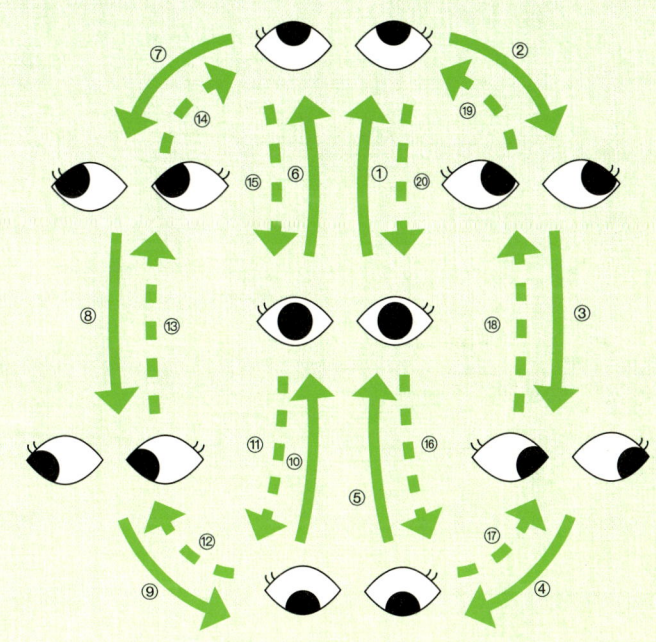

눈 스트레칭
④ 앞뒤로 움직이기

눈을 앞으로 내민다

① 안구를 앞으로 내밀듯 부릅뜨고 3초간 유지한다.

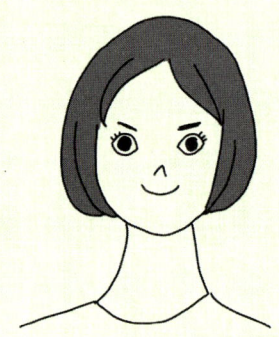

3 세트

눈을 뒤로 집어넣는다

② 안구를 뒤통수 쪽으로 집어넣듯 눈을 꾹 감고 3초간 유지한다(1세트).

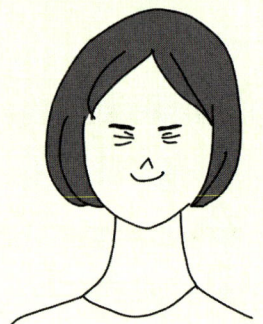

포인트

· 눈을 앞으로 내밀 때는 마치 연극하듯 과장스럽게 실시한다.
· 눈을 뒤로 집어넣을 때는 아주 신 레몬을 먹은 것 같은 기분으로 실시한다.

눈 스트레칭

⑤ 빛을 차단하고 눈에 휴식을

촛불을 물끄러미 바라본다

① 책상 위에 양초를 놓고 1~1.5미터 떨어져 앉아 3초간 촛불을 물끄러미 바라본다.

3 세트

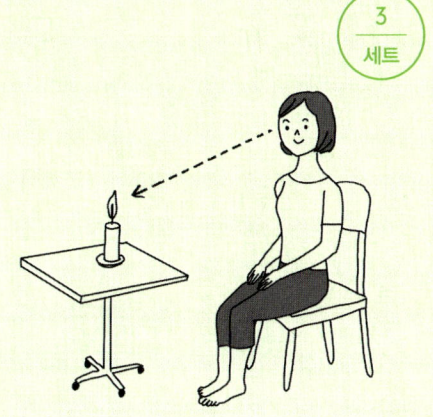

눈을 감고 빛을 차단한다

② 빛을 차단하듯 눈을 지그시 감는다. 10초가 지나면 눈을 뜬다(1세트).

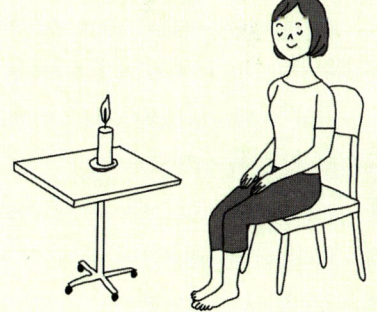

포인트
- 아로마 양초를 이용하면 더 좋다.
- 방을 어둡게 할 필요는 없지만 낮이라면 촛불이 잘 보이도록 커튼을 치고 실시하는 편이 좋다.

눈 스트레칭

⑥ 얼굴 가위바위보

바위

① 얼굴 전체를 조그맣게 구기듯 눈을 꾹 감는다. 입도 꼭 다문다. 3초간 유지한다.

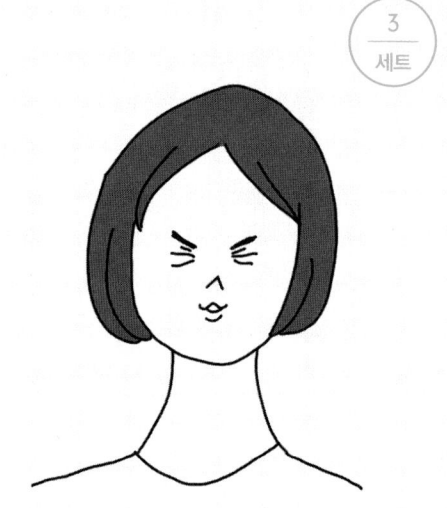

3
세트

포인트
- 모든 포즈는 의식적으로 최대한 크게 움직인다.
- 가위 포즈는 윙크가 잘 되지 않는 눈이나 시력이 약한 눈을 중점적으로 실시하면 효과적이다.
- 누군가와 함께하며 재미있게 즐기자.

가위

② 과장되게 윙크하듯 한쪽 눈을 감는다. 감는 눈과 같은 쪽 입 꼬리를 한껏 끌어올리고 그 상태를 3초간 유지한다.

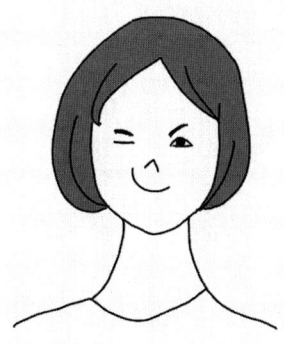

보

③ 눈은 위로, 턱은 아래로 내린다는 감각으로 입을 크게 벌리고 그 상태를 3초간 유지한다(1세트).

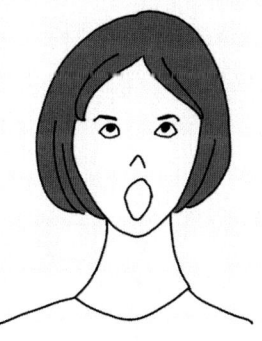

눈 스트레칭
⑦ 사자 얼굴

가슴 가득 숨을 마신다

① 바닥에 무릎을 꿇고 앉아서 양손을 허벅지 위에 둔다. 허리를 조금 들고 상체를 약간 앞쪽으로 기울인다. 이 상태에서 눈을 감고 양팔을 곧게 내려 쭉 펴고 허벅지를 누르면서 숨을 크게 들이마신다.

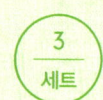

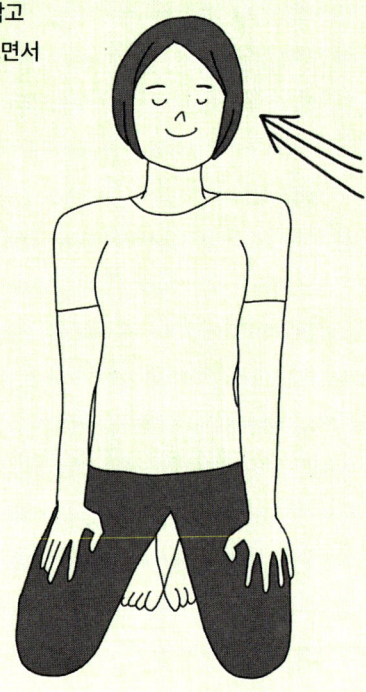

혀를 내밀면서 시선을 올린다

② 배를 집어넣으면서 입을 크게 벌리고 혀는 가능한 한 길게 내밀면서 숨을 마신다. 동시에 눈은 곧게 위쪽을 향한다(1세트).

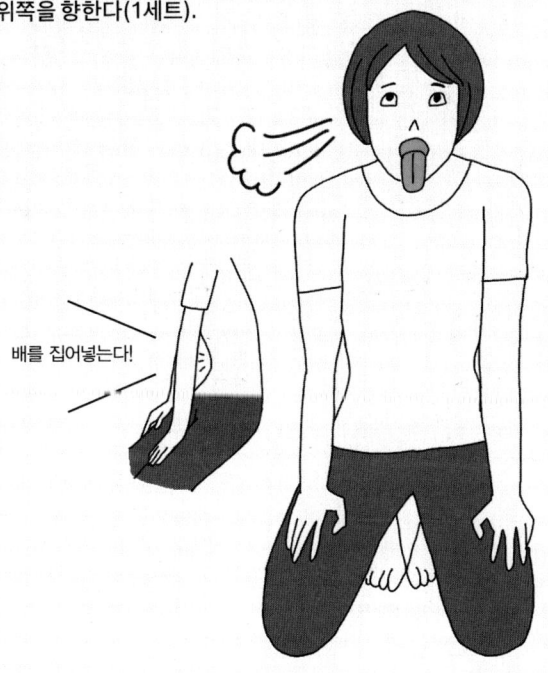

배를 집어넣는다!

포인트
숨을 내쉴 때 척추는 곧게 펴 위로 올리고 배를 집어넣고 마지막 숨까지 토해낸다.

눈을 움직이는 연습
① 미로 1

책을 눈높이로 들어 올리고 얼굴은 고정한 채
눈만 움직여 길을 찾자.

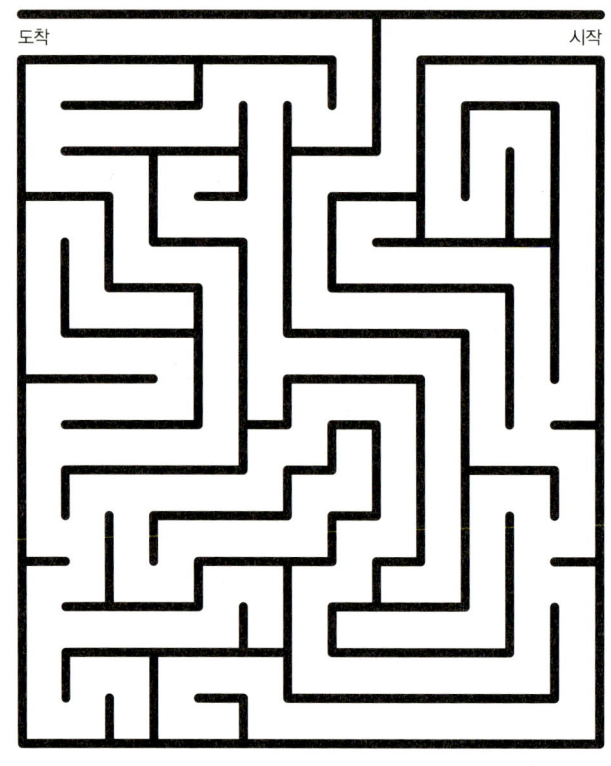

눈을 움직이는 연습
② 미로 2

책을 눈높이로 들어 올리고 얼굴은 고정한 채
눈만 움직여 선을 따라가자.

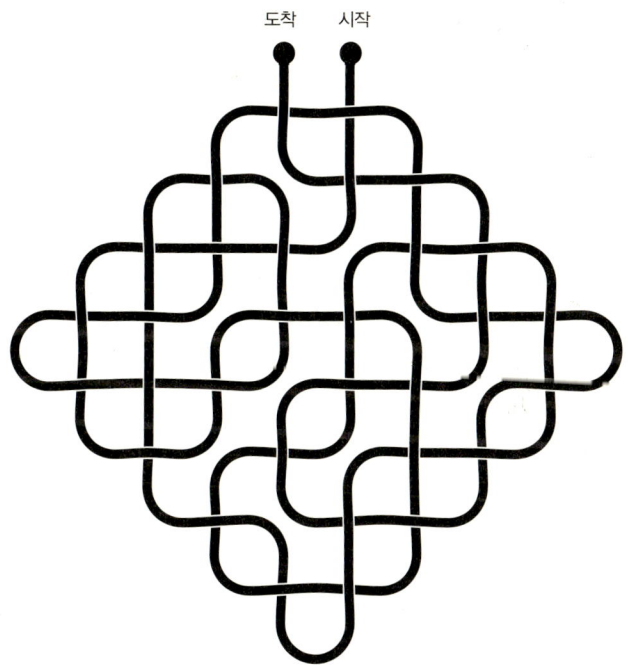

눈을 움직이는 연습
③ 숫자 찾기 1

책을 눈높이로 들어 올리고 얼굴은 고정한 채 눈만으로 무작위로 놓여 있는 숫자를 1부터 30까지 순서대로 쫓는다.

10	24	17	26	5
30	3	20	13	29
14	28	25	7	18
6	15	1	22	11
21	8	27	19	4
2	23	12	9	16

눈을 움직이는 연습
④ 숫자 찾기 2

책을 눈높이로 들어 올리고 얼굴은 고정한 채 눈만으로 무작위로 놓여 있는 숫자를 1부터 30까지 순서대로 쫓는다.

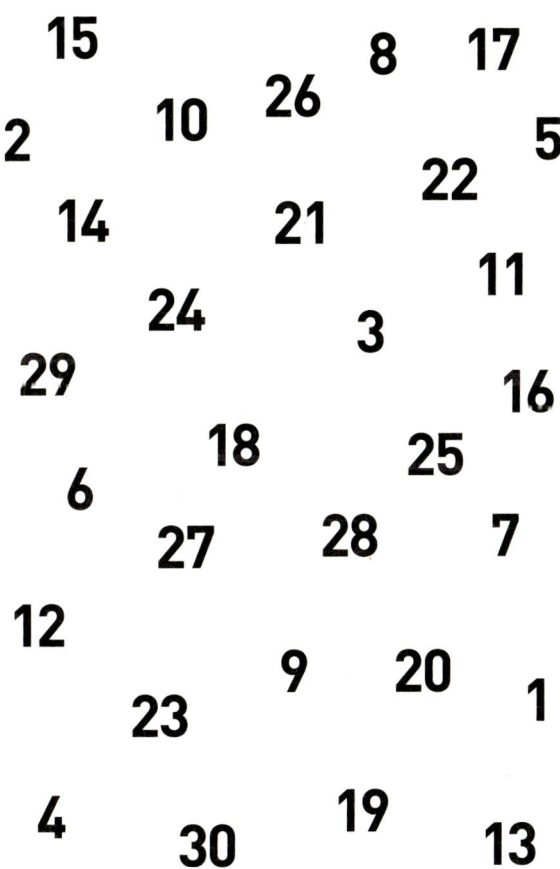

눈 스트레칭에 관한 Q & A

Q. 얼마 동안 계속해야 효과가 나타날까?

눈이 어떤 상태인가에 따라 제각기 다를 것이다. 운동습관이 있는지, 평소 얼마나 눈을 사용하는지에 따라서도 달라지기에 분명히 개인차가 있다. 그러나 1장에서도 밝혔듯, 이 스트레칭을 체험한 대다수의 사람들이 즉시 '시야가 밝아졌다, 피로가 해소되었다, 어깨 결림이 나아졌다'고 말했다. 정도의 차이는 있겠지만, 대부분은 한번의 동작만으로도 달라지는 것을 느낀다. 다만 시력 회복과 특정 질환의 회복을 위해서는 꾸준히 습관처럼 하는 것이 중요하다. 다른 모든 신체의 기관처럼, 언제든 다시 나빠질 수 있다.

Q. 제대로 하고 있는지 불안하다.

가능한 데까지 늘인다, 할 수 있는 것만 해본다, 이런 태도라면 족하다. 전 과정을 모두 하지 않아도 좋다. 준비 호흡으로 시작해 1~2분 정도로 시작하자. 완벽한 동작일까, 제대로 하는 게 맞을까, 너무 걱정하지 않아도 된다. 그저 약간의 자극만으로도 효과가 느껴진다. 효과를 느끼면 자연히 시간과 횟수가 늘어날 것이다.

Q. 눈을 제대로 움직이고 있는지 확인할 방법은 없을까?

눈을 움직이고 있을 때는 거울로 그 모습을 확인할 수 없다. 굳이 확인하고 싶다면 방 한가운데 목표를 하나 정하고 얼굴은 고정한 채로 목표물이 보이는 데까지 눈을 움직이는 것도 한 가지 방법이다. 눈을 빙그르 굴릴 때는 가운데서 회전하기보다 위와 아래쪽 눈꺼풀을 안구로 훑듯이 회전시키는 것이 좋다. 계속 해보면 움직일 수 있는 범위도 차츰 넓어지고 부드럽게 움직일 수 있게 된다.

Q. 목욕 후 눈 스트레칭을 하면 유난히 졸음이 쏟아지는데 괜찮을까?

자연스럽게 몸이 이완된 순간이라면 체조하는 데 가장 좋은 시간대다. 하품은 혈액순환이 좋아져 몸의 긴장이 잘 풀렸다는 증거이다. 그대로 잠에 빠져들면 편안한 숙취를 누릴 수 있다. 또한 편안한 휴식을 취할 때의 하품은 눈물을 분비해 안구건조증에 도움이 된다.

제3장

증상별 셀프케어 포인트

눈에 트러블을
일으키는 원인들

눈을 과도하게 사용하면 눈 근육들이 긴장한 채 장시간 일을 하는 격이니 당연히 피로해진다. 눈의 피로는 곧 눈 주변 근육의 피로로 이어지고 혈액순환을 악화시킨다. 눈 주변의 혈액순환이 나빠지면 눈에 다양한 증상이 나타난다. 한 마디로 '눈의 피로'라 말했지만, 흰자위의 충혈이나 뿌연 시야, 시력 저하, 안구건조, 가물거리거나 까끌거리는 이물감 등 그 증상은 매우 다양하다. 더불어 눈을 혹사하면 근시와 노안이 가속화된다.

눈 스트레칭은 눈의 전체적인 기능을 높이지만, 특정 증상에 효과가 좋은 동작들도 분명 있다. 이번 장에서는 다양한 트러블과 증상에 대응한 셀프케어에 대해 소개한다.

책의 끝부분에 기본 코스(138쪽), 목·어깨결림 중점 코스(140쪽), 정식 코스(143쪽)를 소개하는데, 자신의 증상에 맞추어 또는 여유롭게 시간을 확보할 수 없는 경우에 선택해서 실시하면 좋다. 5장에서는 눈에 나타나는 다양한 증상에 대한 궁금점을 설명하는 동시에 일상생활 전반에 걸쳐—식사나 수면 같은—기억해둬야 할 주의사항을 소개한다.

연령을 불문하고
근시에 효과적인 지압

어떤 증상인가?

근시란 가까이 있는 사물은 비교적 잘 볼 수 있지만 먼 곳에 있는 사물이 뿌옇게 보이는 상태다. 가까이 있는 사물을 장시간 봄으로써 눈의 모양체근이 오랫동안 긴장 상태에 있기에 일어난다. 일시적으로 근시가 되는 상태를 '가성근시'나 '고도근시'라 하고, 그 상태가 지속되면 '근시'(진성근시)로 진행된다.

눈을 혹사하여 가성근시가 한층 진행되면 수정체의 빛 굴절력이 지나치게 세져 망막에 영상이 맺히지 않는다. 이것을 '굴절성 근시'라 한다. 이 상태는 일반적인 시력회복 트레이닝으로도 얼마든지 시력을 회복할 수 있다.

근시에는 유전적으로 안구가 깊어서 초점이 맺히기 어려운 '축성근시'도 있는데, 선천적인 근시는 트레이닝으로 개선하기 어렵다. 굴절성과 축성은 병행하여 일어나기도 하고, 또 강한 근시는 굴절성 근시에서 축성근시로 이행하기도 하니 자신의 눈이 어떤 상태인지 안과에서 전문의로부터 정확한 진단을 받을 수밖에 없다. 이 외에 어두운 곳에서 눈을 혹사하거나 엎드리거나 누워서 책을 읽는 자세, 강한 빛이나 손전 등의 불빛도 눈에 적지 않은 부담을 준다. 또한 정신적인 스트레스, 혈액순환 장애, 백내장으로 수정체 중심부의 혼탁이 심해져 굴절력이 증가해 근시가 되기도 한다.

대책 포인트

근시를 치료하는 데는 안경이나 콘택트렌즈에 의한 교정이 일반적인데, 최근 눈 주변 근육을 단련함으로써 시력을 회복시키는 다양한 '시력 회복 트레이닝'이 등장했다. 눈 스트레칭도 여기에 속한다. 외안근을 단련하는 방법이나 밝은 상태와 어두운 상태를 반복하여 눈의 홍채근을 단련하는 등 다양한 방법이 있다.

최근에는 시력교정 레이저 수술로 '라식 수술'을 받는 사람도 증가하고 있다. 의료용 레이저로 각막을 깎아 굴절력을 조정하는 것인데 보험이 적용되지 않아 수술비가 고액인데다 나이제한도 있고 적응검사를 통해 수술을 받을 수 없는 사람도 가려내는데, 야간 시력 저하 같은 후유증을 초래할 위험이 뒤따르기도 한다. 또한 특수한 콘택트렌즈로 교정하는 '각막굴절교정'(Orthokeratology)도 있다. 이외에 시력 교정까지는 아니지만 눈의 초점 조절 능력을 돕는 눈약을 사용하기도 한다.

추천 셀프케어

지압은 일상적으로 가볍게 할 수 있고 기분전환이나 긴장완화 효과도 있다. 또한 다리를 앞뒤로 벌리고 실시함으로써 무릎 뒤쪽 근육을 자극하고 눈과 관련된 방광경의 경로(동양의학에서 말하는 기가 지나는 길)의 흐름이 좋아진다.

근시에 추천하는 지압 자극 & 무릎 뒤쪽 늘리기

| 예풍(翳風)은 눈에 큰 영향을 미치는 혈자리이다.

좌우 다리의 안쪽이 일직선이 되도록 다리를 앞뒤로 벌리고 선다. 무릎은 곧게 뻗고 양손의 집게손가락으로 귀 뒤쪽에 있는 예풍을 꾹 눌러준다. 이 상태로 눈을 시계방향으로, 그리고 시계반대방향으로 회전시킨다.

10 초간

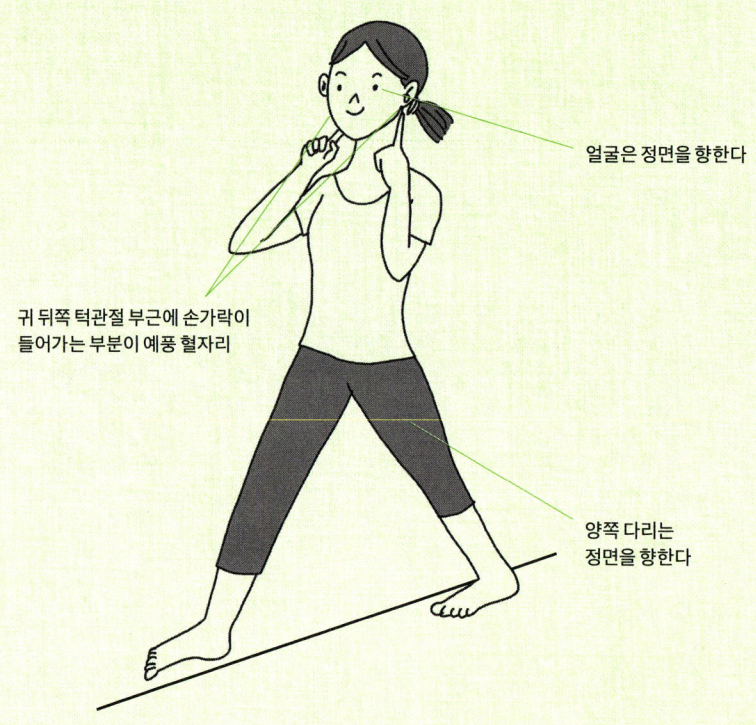

얼굴은 정면을 향한다

귀 뒤쪽 턱관절 부근에 손가락이 들어가는 부분이 예풍 혈자리

양쪽 다리는 정면을 향한다

안정피로는 곧바로 전신에 영향을 미친다

어떤 증상인가?

안정피로는 장시간 컴퓨터 작업 등 눈에 지나친 부담을 주어 초래된 피로 상태를 가리킨다. 충혈되거나 가물거리고, 흐릿하고 꺼끌거리는 상태에서 나아가 두통과 어깨결림, 현기증 같은 증상 외에도 관절통이나 설사, 변비, 구토에 이르는 등 전신에 걸쳐 증상이 일어난다.

원인으로 근시, 난시, 노안을 꼽을 수 있는데, 안경이나 콘택트렌즈로 교정이 필요하며 과도한 교정이나 교정 불량일 경우에 더 악화시킬 수 있다. 안구건조증이나 녹내장, 백내장, 사시 등의 안과 질환에 의한 경우와 혈압이나 빈혈, 당뇨병, 자율신경 실조증, 갱년기 장애 외에도 스트레스 같은 심인성 문제에 의해 안정피로를 호소하는 경우도 있다.

1장에서도 언급했던 VDT 증후군처럼 컴퓨터나 휴대전화 화면을 장시간 계속 봄으로써 발생하기도 하고, 환기 등 실내 환경에 의해 초래되기도 한다.

대책 포인트

단지 피로가 원인이라면 휴식을 통해 쉽게 개선되지만, 보통 특정한 원인이 있는 경우가 많다. 정확한 원인을 파악하는 것이 급선무다. 먼저, 시력을 교정해야 한다면 정확한 처방으로 안경을 맞추어야 한다. 콘택트렌즈는 장착 시간이나 세척 등 반드시 규정을 지켜야 한다. 그 밖의 안과 질환은 어떤 트러블이 한쪽 눈에서만 발생할 경우 두 눈으로 볼 때는 좀처럼 문제를 알아차릴 수 없어 발견이 늦어지기도 한다. 눈에는 미세한 모세혈관이 모여 있어서 신체 질환의 영향을 받기도 한다. 지병이 있다면 의사의 진단을 받아야 한다. 때로는 심리적인 요인이 눈에 질환으로 나타나기도 한다. 익히 알듯, 스트레스와 긴장, 지나친 걱정은 모든 병의 근원이다.

추천 셀프케어
눈 주변 근육을 풀어주는 것이 포인트. 의자에 앉아 하는 동작이므로 수시로 실천한다.

안정피로에 권하는 자세

컴퓨터 작업 등으로 피로할 때 언제든!

등을 펴고 의자에 앉아 오른손을 비스듬히 뻗어 집게손가락을 편다. 손목을 크게 시계방향으로 3회 회전하고 그때 집게손가락의 손톱을 보면서 시선을 움직인다. 다음에, 동일한 방법으로 시계반대방향으로 3회 돌린다(1세트). 왼손으로도 같은 방법, 같은 횟수로 실시한다.

3 세트

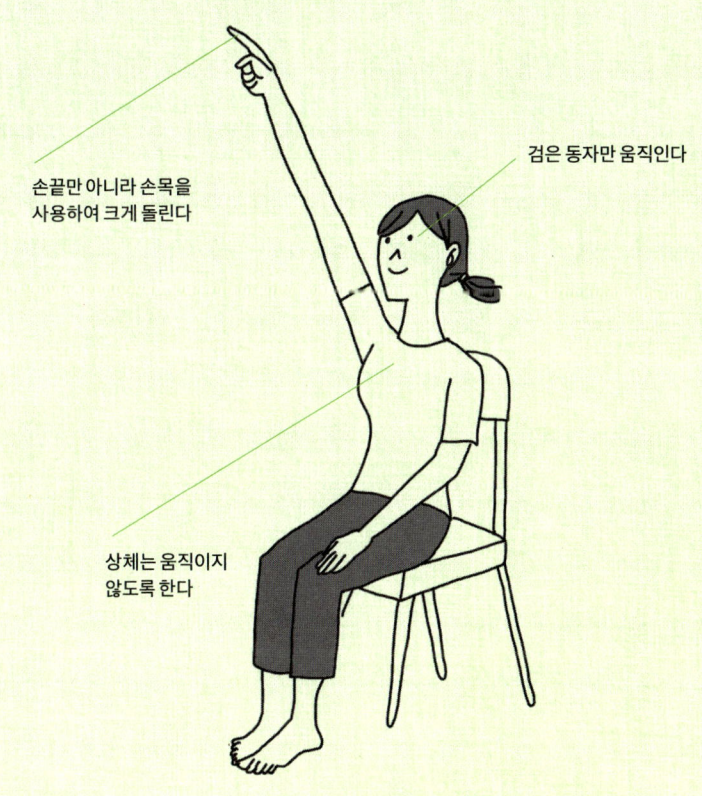

손끝만 아니라 손목을 사용하여 크게 돌린다

검은 동자만 움직인다

상체는 움직이지 않도록 한다

겹쳐져 보이거나
일그러져 보이는 난시

어떤 증상인가?

난시는 각막이 일그러지거나 올록볼록해짐으로써 사물이 겹쳐져 보이거나 초점이 또렷이 맞춰지지 않아 시계가 흔들리거나 일그러진 상태를 말한다. 가벼운 난시는 눈이 약간 피로한 정도에 그치지만, 악화되면 초점을 맞추기 어려워 쉽게 눈이 피로해지고 시력이 급격히 떨어진다. 노안, 안정피로, 안구건조증도 흡사 난시처럼 보이기도 하는데, 특히 안정피로가 있다면 난시가 쉽게 생긴다는 사실이 최근 밝혀졌다. 또 난시 때문에 피로에 무척 약해지고 예민해지는 걸 느끼기도 한다.

선천적으로 일그러져 보이는 '정난시'와 노화나 눈의 피로 등 다양한 요인으로 일어나는 '부정난시'가 있고, 일그러진 방향도 세로와 가로 등 종류가 다르다. 부정난시는 안경으로 교정하기 어려운 경우도 있어 하드 콘택트렌즈로 교정해야 할 가능성도 있다.

대책 포인트

난시는 각막이나 수정체가 비뚤어져 발생하는데 초점이 여러 개 생기니 정확히 잘 보이지 않는다. 정도에 차이는 있지만 실제로 대부분의 사람들에게 흔히 일어나는 질환이다. 젊은 시절에는 안구의 근육도 유연하고 건강해 수정체를 원활히 조정할 수 있는 반면, 나이를 먹으면서 근육이 약해져 조정이 차츰 어려워지니 난시가 심해진다. 교정은 근시와 마찬가지로 안경이나 콘택트렌즈, 라식수술 같은 방법이 일반적인데 라식수술 뒤에도 시간이 지나면 난시는 재발할 가능성이 높다.

추천 셀프케어

견갑골은 골반과 같이 연동하여 움직이는 주요 부위로 장기간 책상앞 업무나 운동부족, 나쁜 자세에 쉽게 영향을 받는다. 견갑골 주변에는 눈과 연관되어 있는 지압점이 다수 모여 있어 이곳의 긴장을 풀어주고 적절히 자극하면 몸의 회복에 큰 도움이 된다. 그러면 난시 증상을 부드럽게 완화시킬 수 있다.

난시에 좋은 스트레칭
뒤틀린 견갑골 바로 잡기

| 난시 개선에는 견갑골을 바로잡아 주는 것이 중요하다.

거울 앞에 서서 어느 쪽 어깨가 처졌는지를 확인한다.
왼쪽 어깨가 처진 경우에는 처진 쪽 팔을 머리 뒤로 둘러
그 손목을 반대쪽 손으로 잡는다. 그리고 그대로 목과 상체를
기분 좋은 정도까지 굽혀 그 상태에서 10초간 유지한다(1세트).

3 세트

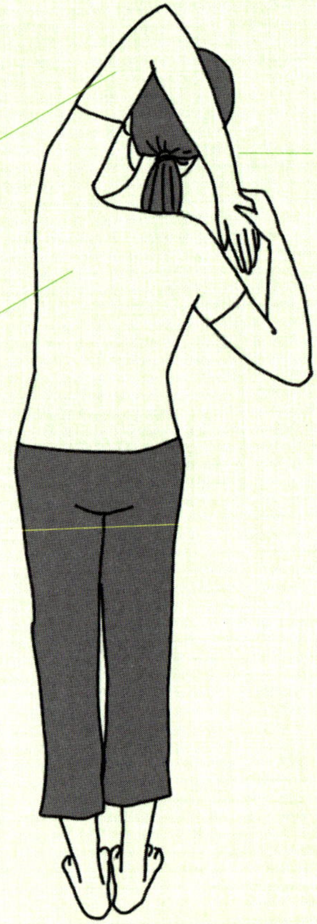

견갑골을 당겨 올리듯

당길 때는 숨을 내쉰다

처져 있는 견갑골을 위로

어깨가 처져 있으면 견갑골도
처져 있게 마련이다.

누구도 피할 수 없는 노안, 증상과 대처법

어떤 증상인가?

노안은 일반적으로 40대부터 나타나는 눈의 노화현상으로, 이른 경우에는 30대 중반부터 나타나기도 한다. 가까이 있는 사물이 점차 흐릿해지고 손에 든 신문이나 책의 작은 글자가 잘 보이지 않는다. 백내장이나 녹내장도 대개 나이가 들어가는 것과 동반해 일어나는 증상인데, 노안은 주로 근거리 초점 조절이 불가능해진 상태를 가리킨다.

언제 노화 증상이 나타나는지는 사람마다 다르지만 기본적으로 모든 사람에게 일어난다. 근시인 사람에게는 좀처럼 노안이 나타나지 않는다는 속설도 있지만, 그것은 그저 근시인 경우 알아차리기 어려운 반면 원시인 경우에는 지금까지 보이던 것보다 현저히 잘 보이지 않아 빨리 알아차리는 것일 뿐 노화는 모든 사람에게 나타난다.

대책 포인트

증상이 나타나기 시작했다면 노안경을 쓰거나 원근 다초점 콘택트렌즈로 적절히 교정해주는 것이 일반적이다. 또한 노안에 맞는 라식수술도 있다.

노안의 조짐이 느껴진다면 잘 보이지 않는 상태로 무리하여 눈에 부담을 주기보다는 노안경을 사용하여 적절히 대처하는 것이 바람직하다. 잘 보이지 않는 상태를 방치하여 교정이 늦어지면 어깨 결림이나 두통 등 전신 건강에 악영향을 미칠 수 있기 때문이다. 더불어 눈 상태에 따라서는 교정하기에 앞서 시간을 갖고 노화가 더 이상 진행되지 않도록 꾸준히 눈 운동을 실시해주는 것이 무엇보다 중요하다.

추천 셀프케어

초점 조정이 어려워지는 것은 안근이 약해져 수정체를 제어할 수 없게 되었기 때문이다. 따라서 눈 운동으로 눈 주변 근육을 단련해 본래 눈이 갖고 있는 유연성을 회복하는 것이 무엇보다 중요하다.

　의식적으로 가까운 것에서 먼 것으로 시선을 이동시키는 동작을 반복한다. 손가락 지문이나 손톱을 응시한 상태에서 손을 천천히 앞뒤로 이동하거나, 신문을 들고 한 곳을 응시한 상태에서 팔을 뻗어 지면이 멀어지게 하거나 가까이 당겨서 초점 조정이 원활히 이뤄지도록 운동한다.

노안에 추천하는 손가락 앞뒤로 움직여 초점 맞추기

앞뒤 초점 조정력을 향상시킨다.

① 오른손 엄지손가락을 세우고 주먹을 쥔다. 눈높이로 가져와 양쪽 눈 중심에 두고 손톱 끝을 응시한다.

3 분간

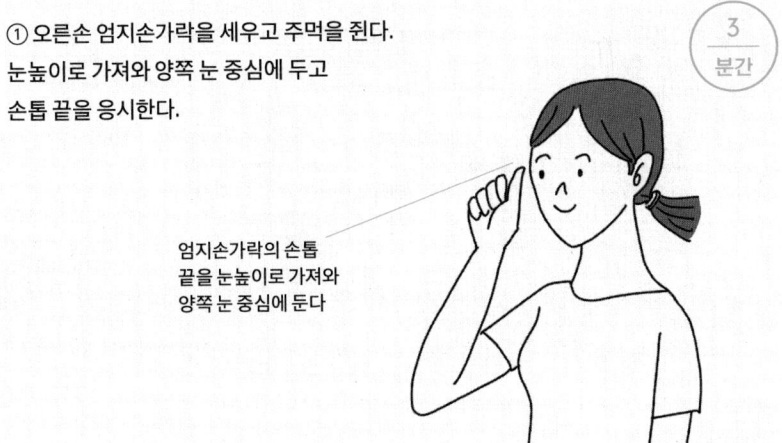

엄지손가락의 손톱 끝을 눈높이로 가져와 양쪽 눈 중심에 둔다

② 손톱 끝을 응시한 채 3초 동안 팔을 뻗어 엄지손가락이 눈에서 멀어지도록 한다. 이어서 손끝을 응시한 채로 1초 동안 원래 위치로 팔을 당긴다. 이 동작을 반복해 실시한다.

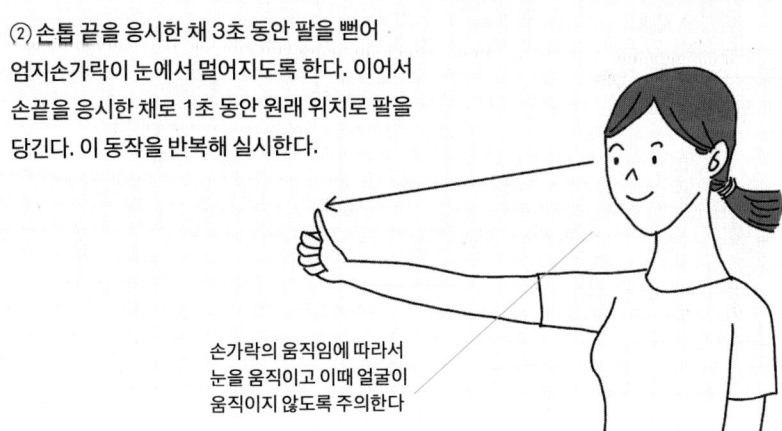

손가락의 움직임에 따라서 눈을 움직이고 이때 얼굴이 움직이지 않도록 주의한다

수정체가 하얗게 탁해지고 시야가 흐려지는 백내장

어떤 증상인가?

백내장은 대부분 나이가 들면서 나타나는, 수정체가 하얗게 탁해져 시야가 뿌옇게 보이는 질환이다. 노안은 가까운 곳이 잘 보이지 않지만, 백내장은 뿌옇게 보일 뿐 아니라 거리와 무관하게 보이지 않는다.

선천적인 경우나 스테로이드 같은 약물에 의한 증상, 포도막염 등의 염증, 망막박리나 유리체 수술 이후에 일어나는 현상, 자외선이나 태닝 기계에 의한 것, 아토피성 피부염의 합병증, 당뇨병 합병증으로 생기기도 한다. 이외에 외상에 의해서도 일어날 수 있다.

백내장은 진행되면서 가물거리거나 흐릿해지고 결국 보이지 않게 된다. 보통 밝은 곳에 나오면 눈부셔 잘 보지 못한다. 시력 교정에 적절한 방법이 없고, 백내장에 따른 통증이나 충혈 증상은 없다.

대책 포인트

대체로 50대부터 나타나기 시작하는데 고령화될수록 증가한다. 최근에는 눈을 혹사하는 생활이 급증하고 야채 섭취가 부족한 탓으로 30대에 백내장이 나타나기도 한다. 초기 단계에서 적절한 대책을 마련하는 것이 중요하다. 특히 생활습관병인 당뇨병의 합병증으로 백내장이 발생하는 경우가 많다. 증세가 가볍다면 안과에서 점안약을 비롯해 약물 복용을 처방하지만, 심하다면 초음파나 레이저로 수정체를 절개하여 탁해진 수정체를 제거하고 인공 안내렌즈를 삽입하는 수술을 고려해볼 수 있다.

추천 셀프케어

장시간 눈을 혹사하지 않도록 주의하고 적절한 휴식과 따뜻한 체온을 유지한다. 또 실외에서 일하는 사람이 특히 백내장에 걸릴 가능성이 높다고 하는데, 챙 넓은 모자나 선글라스 등으로 직접적으로 눈에 자외선이 노출되지 않도록 주의한다. 백내장이 의심된다면 이상을 느끼는 즉시 전문의의 진단을 받고 교정이나 수술적 치료를 받아야 한다. 예방할 수는 있지만, 간단한 관리나 습관을 바꾸는 것으로는 치료할 수 없다.

눈 안에 실이나 먼지가 떠다니는 비문증

어떤 증상인가?

비문증이란 눈 표면에 검은색이나 잿빛의 반점이나 벌레, 실보무라지가 떠다니는 것처럼 보이는 질환이다. 시선을 다른 곳으로 옮겨도 부유물처럼 떠 있는 듯 보이고, 특히 밝은 곳에서 두드러진다. 선천적인 경우도 있지만, 안구 대부분을 차지하는 젤리상의 물체인 유리체라 불리는 부분이 탁해지는 현상이 일어나 그 그림자가 망막에 비치는 것으로 거의 노화가 시작되는 40~50대부터 나타난다.

원인 중 하나는 눈으로 들어온 자외선이 유리체 내부에 활성산소를 발생시켜 산화가 일어나 유리체 조직에 영향을 미치는 것이다. 면역 상태나 몸 건강이 좋아져 활성산소를 분해하는 효소가 정상으로 분비되면 상태가 호전되거나 완전히 낫는 사례도 있지만 비문증이 완전히 호전되기는 쉽지 않다.

대책 포인트

노화와 함께 일어나는 경우가 대부분이지만 백내장이나 노안과 달리 일단 한 번 증상이 나타나면 사라지지 않는다. 젊은 사람이라도 눈을 혹사하거나 건강이 악화되어 증상이 일어나기도 한다. 특히 증상이 갑자기 생긴 경우 망막박리를 의심해봐야 한다. 눈의 포도막염, 당뇨병 합병증으로 일어나기도 하고, 위중한 안과 질환을 알리는 신호이기도 하기 때문에 통증이나 위화감이 느껴진다면 빨리 안과 전문의로부터 진단을 받아야 한다.

추천 셀프케어
눈에 과도한 부담을 주지 말고 눈 스트레칭과 함께 꾸준한 관리가 기본이다. 특히 복식호흡 등 체내에 충분하고 신선한 산소를 공급해주는 것이 중요하다. 비문증은 몸 전체의 건강과 피로회복과 관련이 깊어 지속적인 스트레스와 피로 등으로 젊은 층에서도 비문증을 호소하는 사례기 늘고 있다. 항산화작용이 있는 음식이나 건강기능식품을 섭취하는 방법도 권한다.

눈이 마르는
안구건조증

어떤 증상인가?

눈물의 양이 부족하여 눈 표면이 마르는 것으로, 각막건조증이라 부르기도 한다. 눈 표면을 촉촉하게 만들어주는 눈물의 양이 감소하면 각막이나 결막에 영향을 미쳐 눈이 쉽게 상처 입게 된다. 눈이 뻑뻑하거나 이물감이 느껴지거나 쉽게 충혈이 되고 경우에 따라서는 통증이 느껴진다. 또한 각막에 생긴 상처나 혼탁 정도에 따라서 빛을 받아들이는 양이 달라져 이전보다 눈부심을 많이 느끼기도 한다.

원인은 다양한데 쉬지 않고 계속 컴퓨터 작업을 하는 등 긴장상태가 지속되면서 자율신경의 작용에 의해 눈의 깜박이는 횟수가 감소하거나, 스트레스와 불규칙한 생활의 영향으로 눈물의 양이나 질이 나빠지면서 나타나기도 한다.

환경적인 요인으로는, 과도한 냉난방이 영향을 줄 수도 있고, 컴퓨터 디스플레이가 눈높이보다 높아 올려다보는 자세를 취하게 될 때 안구 표면이 과도하게 노출되어 쉽게 마르기도 한다.

눈이 큰 사람은 그만큼 눈물의 증발량이 많고, 장시간 콘택트렌즈를 사용하는 사람은 눈을 깜박거리는 횟수가 줄어든다. 또한 혈압약이나 정신안정제 등 약물의 영향으로 쉽게 마르기도 한다.

안과에서 실시하는 검사에서는 기본적인 시력검사 외에 현미경으로 각막이나 결막의 상태를 조사하고, 눈물의 양이나 눈물이 눈 표면을 덮고 있는지, 상처가 없는지를 조사하는데 특히 눈물의 양은 시르마 검사로, 눈물의 질을 조사하는 BUT 검사로 눈물이 어떤 상태인지를 자세히 알 수 있다.

대책 포인트

안과에서는 일반적으로 인공누액을 처방하는데 항염증 성분이 있어 안구건조로 생기는 불편감을 완화해준다. 눈물은 눈꺼풀 안쪽에서 분비되어 코 쪽에 있는 두 곳의 출구를 통해 코로 배출되는데, 눈물점에 작은 뚜껑을 삽입해 눈물이 배출되지 않도록 막는 방법도 있다. 눈이 피로한 원인을 파악해 실내 환경에 신경을 쓰고 생활습관을 개선하는 노력도 허투루 할 수 없을 것이다.

추천 셀프케어

체내 수분조절을 하는 기관은 신장이다. 신장을 자극하는 체조는 수분대사를 조정해주고 체내를 촉촉하게 한다. 또한 커피나 알코올은 이뇨작용을 촉진시키기 때문에 과잉섭취를 삼가고 수분을 적절히 섭취하도록 한다.

안구건조증에 좋은 메뚜기 자세

체내에 수분을 조절하는 신장에 활력을 불어넣는 동작이다.

온몸의 힘을 빼고 엎드려 두 손은 엄지손가락을 감아쥐고 허벅지 아래에 넣는다. 발끝은 세우고 그 상태에서 엉덩이를 조여 3초간 유지한다. 다음에, 배에 힘주고 오른 다리를 위쪽으로 올린 자세를 다시 3초간 유지한다. 그리고 다리를 천천히 내린 뒤 반대쪽 다리도 동일한 방법으로 실시한다(1세트).

3 세트

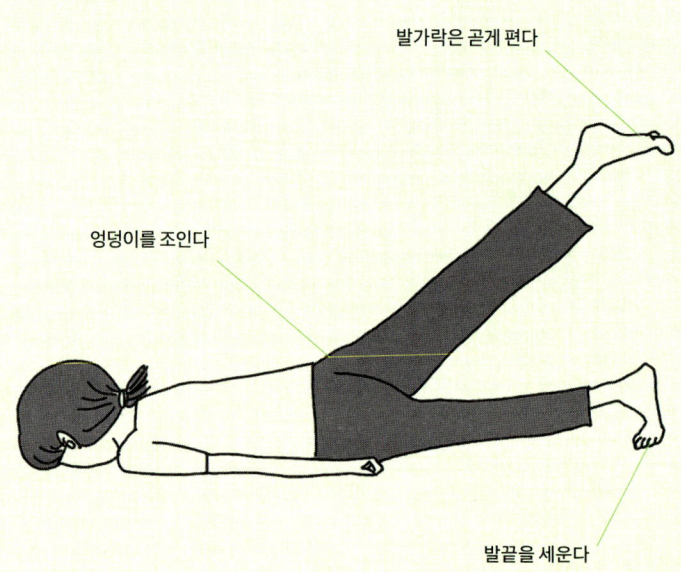

발가락은 곧게 편다

엉덩이를 조인다

발끝을 세운다

흰자위 혈관이 팽창하여 빨개지는 충혈

어떤 증상인가?

충혈은 안정피로처럼 눈을 혹사하여 생기는 경우와 바이러스나 세균, 알레르기에 의해 일어나는 경우가 있다. 어떤 경우든 결막에 염증이 생겨 눈 혈관이 팽창한 탓에 흰자위가 빨개진다. 그 밖의 원인은, 안구건조증이나 녹내장, 백내장, 사시와 같은 안과 질환에 의한 것과 혈압이나 빈혈, 갱년기 장애, 스트레스, 수면부족, 안경이나 콘택트렌즈에 의한 교정 불량 등 매우 다양하다.

또한 바이러스나 세균 외에도 꽃가루의 영향, 진드기나 애완동물의 털, 곰팡이나 집진드기에 의한 알레르기로 거의 일 년 내내 증상이 나타나기도 한다. 전신 피로나 혈압, 눈에 가해진 충격으로 결막의 혈관이 찢어져 출혈이 일어나면 결막하출혈이 되기도 한다.

대책 포인트

습도나 밝기를 비롯한 실내 환경에 세심한 주의를 기울이는 한편, 의식적으로 반복해 눈을 깜박거려야 한다. 눈 주변을 마사지해주면 긴장이 풀려 다소 통증이 줄어든다. 하지만 강하게 자기 방식에 따라 눈을 주무르는 행동은 삼가자. 마사지가 지나치면 오히려 충혈을 일으킨다.

추천 셀프케어

혈액순환이 원활하지 못할 때는 눈을 따뜻하게 해주는 것이 좋지만, 충혈은 혈관이 확장되어 있는 상태이기에 따뜻하게 하기보다 차가운 타월이나 시판되는 냉각제로 기분 좋을 정도로 식혀주는 것이 좋다.

  턱 운동은 악관절에 정체되어 있는 림프의 흐름을 좋아지게 해 안면대사를 높인다. 그러면 눈 주변에 정체되어 있던 모세혈관도 자극받아 혈액순환이 좋아져 산소나 영양이 원활히 공급된다.

충혈에 좋은 턱 & 눈 운동

눈과 턱을 움직이면 얼굴 전체의 혈액순환이 좋아진다.

① 시선은 앞을 보는 상태에서 아래턱을 앞으로.

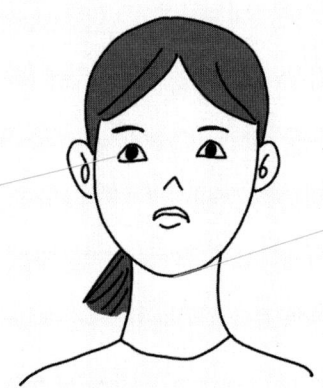

시선은 똑바로 앞을 본다

턱은 치켜 올리듯이

3 세트

② 안구를 오른쪽 위로 비스듬히 움직이고, 그와 동시에 치켜든 턱도 오른쪽으로 수평으로 당기듯이 움직인다. 반대쪽도 같은 방법으로 실시한다(1세트).

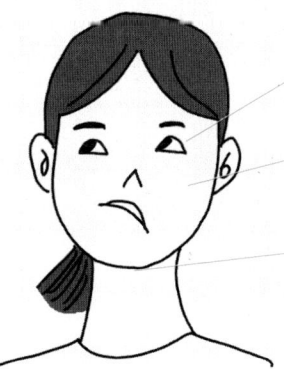

시선을 오른쪽 위로 비스듬히 움직인다

얼굴은 움직이지 않는다

턱은 오른쪽 옆으로 움직인다

칼럼

눈의 피로가 심해지면 두통이나 어깨결림이 생긴다

머리를 지탱하는 목 부위를 지나는 좌우 네 가닥의 동맥은 많은 혈액을 필요로 하는 뇌를 지원하는데, 어깨나 견갑골 주변에 과도한 긴장이 쌓이고 운동부족으로 이 동맥들의 순환이 악화되면 이 부위에 결림이나 통증이 느껴진다.

눈의 안정피로는 눈을 혹사시키는 생활을 하는 우리 현대인에게는 '국민병'이라 불릴 만큼 흔한 증상으로, 눈을 비롯한 전신의 혈액순환 불량에 의해 일어나기에 다양한 측면에서 혈액순환을 개선하는 것이 중요하다.

가장 기본적이면서도 손쉬운 방법은 1시간에 10분 정도 눈에 휴식시간을 주는 것이다. 그리고 이 책의 눈 스트레칭에도 포함되어 있는 '안구 회전 운동'과 상반신의 긴장을 풀어주는 동작을 꾸준히 실천하면 눈에 띄는 변화가 나타날 것이다. 또한 눈 건강을 개선시켜주는 지압점이 모여 있는 견갑골에 적절한 자극을 주는 동작은 눈 건강뿐 아니라 몸 전체의 피로를 풀어줄 것이다.

동양의학에서는 눈과 간이 서로 깊이 연관되어 있다고 본다. 실제로 간이 나쁘면 눈에 황달 증상이 나타난다.

눈에 좋은 식품은 제5장에서 상세히 다루는데, 비타민 B군이 풍부하게 들어 있는 식품(대표적인 식품으로 간)을 섭취하면 도움이 된다.

덧붙여 '초록색이 눈에 좋다'고 널리 알려져 있는데, 컴퓨터나 책상 주변에 초록이나 파란 색상의 물건을 놓아두는 것도 좋다. 혹은 작업하는 틈틈이 파란 하늘을 올려다보는 것도 바람직하다. 단 몇 분이라도 좋다. 깊이 심호흡을 하면서 창밖을 바라보며 잠시 휴식을 취한다. 그러면 이후의 작업을 보다 수월하게 진행할 수 있을 것이다. 또 녹황색 채소도 적극적으로 섭취하자.

두통이나 어깨결림에 좋은 T자 자세

목을 지나 등으로 흘러가는 혈류가 원활해져 결림이나 통증이 가벼워진다.

무릎을 꿇은 상태에서 오른손으로 왼쪽 귀를 누른다. 그대로 천천히 목을 오른쪽으로 기울인다. 동시에 왼손은 아래로 비스듬히 곧게 뻗은 상태로 3초간 유지한다. 반대쪽도 같은 방법으로 실시한다(1세트).

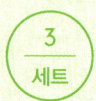

3 세트

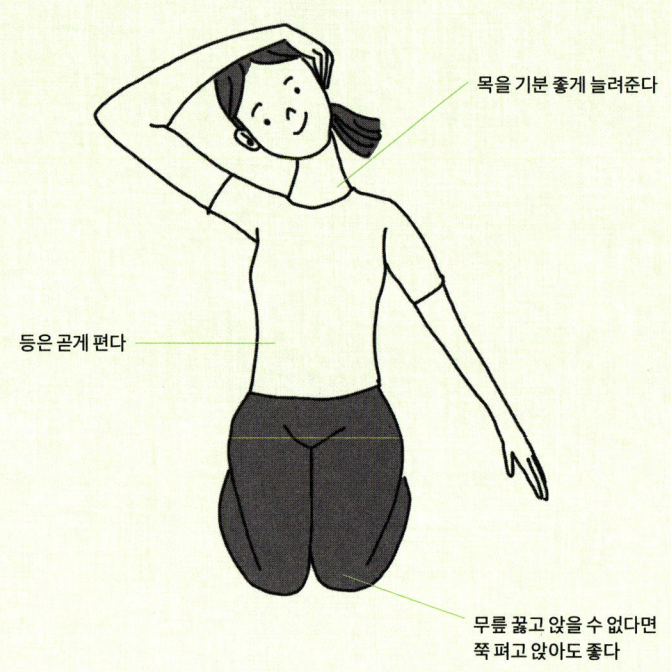

목을 기분 좋게 늘려준다

등은 곧게 편다

무릎 꿇고 앉을 수 없다면 쭉 펴고 앉아도 좋다

제4장

시력회복법

견갑골 & 골반 주변의 혈액순환이 원활해지면 시력이 좋아진다

어깨가 아플 때 견갑골의 뭉친 근육을 풀어주면 통증이 줄어들면서 훨씬 편해진다. 견갑골은 어깨에서 목으로 이어진 승모근이라는 큰 근육과 연결되어 있어 근육을 풀어주면 혈액순환이 원활히 이뤄져 혈류를 상승시키는 효과를 기대할 수 있다.

또한 안정피로가 두통이나 어깨결림과 연관되어 있다는 사실은 앞서 소개한 바와 같은데, 목은 무거운 머리를 받치고 있어서 늘 상당한 힘을 받고 있다. 따라서 어깨에서 목에 이르는 부위의 혈액순환이 원활히 이뤄지면 자연히 뇌로 들어가는 혈류의 양도 증가해 눈 주변의 혈액순환도 좋아진다.

눈에는 미세한 모세혈관이 많이 지나고 있어 전신의 혈관 상태가 나빠지면 그 영향을 매우 쉽게 받는다. 혈류가 좋아지면 산소와 영양이 혈관 끝까지 충분히 보내지기 때문에 보는 기능 또한 좋아져 건강한 눈을 유지할 수 있다. 따라서 견갑골 주변을 풀어주면 눈에 긍정적인 효과를 얻을 수 있다. 그와 동시에 비뚤어진 골반을 바로잡아주는 것도 중요하다.

골반이 비뚤어지면 그 영향이 척추에까지 미치기 때문이다. 몸을 지지하는 뼈대인 척추가 비뚤어지면 그 안을 지나는 자율신경도 영향을 받아 결국에는 쉽게 안구가 건조해지거나 노안 등의 증상이 보다 빨리 진행된다. 물론 눈에 한하지 않고 온몸에 영향이 미치기 때문에 여러 가지 증상이 나타난다. 그래서 골반 주변의 긴장을 확실히 풀어주고, 이 부근의 근육이나 인대가 뭉치거나 굳지 않도록 유연한 상태로 회복시켜주는 것이 중요하다.

혈액은 온몸을 순환하기 때문에 눈, 목, 어깨의 혈액순환은 하반신의 혈액순환에도 영향을 미친다. 균형 있게 관리해주면 전신 건강을 유지할 수 있다.

이번 장에서는 시력 향상에 효과적인 전신 스트레칭과 지압에 대해 소개한다.

견갑골을 풀어주는 스트레칭

① 등을 곧게 펴고 다리는 어깨너비로 자연스럽게 벌린다. 팔을 등 뒤로 돌려 엄지손가락을 교차하여 단단히 걸고, 그대로 견갑골을 안쪽으로 당긴다. 어깨나 그 주변에 통증이 있을 때는 무리하지 않는다.

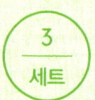

3 세트

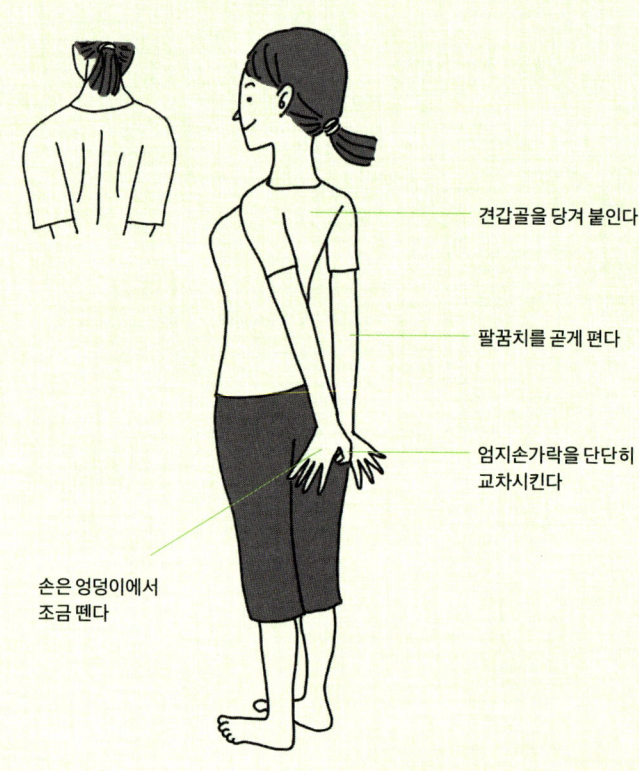

견갑골을 당겨 붙인다

팔꿈치를 곧게 편다

엄지손가락을 단단히 교차시킨다

손은 엉덩이에서 조금 뗀다

견갑골 주변에는 눈과 관련된 지압점이 많다.
견갑골이나 그 주변 근육을 부드럽게 풀어주면
눈에 나타난 여러 가지 증상을 완화시킬 수 있다.

② 양팔은 가능한 한 어깨 높이까지
끌어올리고, 그 상태를 3초간 유지한다.

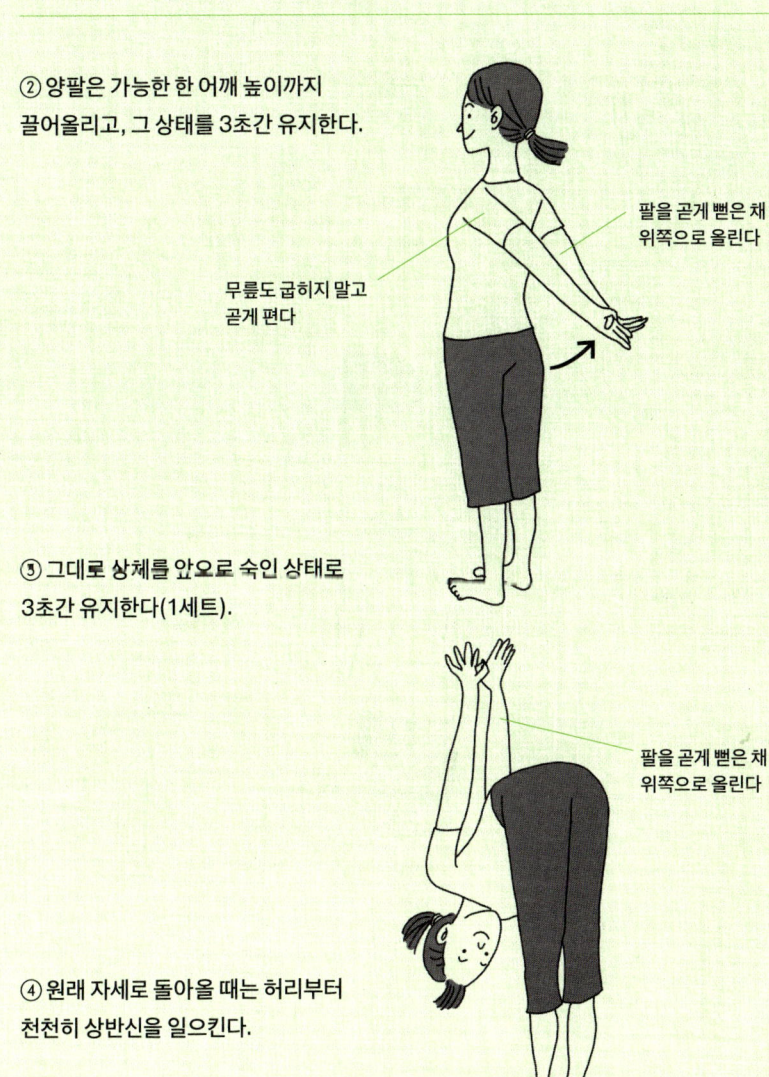

팔을 곧게 뻗은 채
위쪽으로 올린다

무릎도 굽히지 말고
곧게 편다

③ 그대로 상체를 앞으로 숙인 상태로
3초간 유지한다(1세트).

팔을 곧게 뻗은 채
위쪽으로 올린다

④ 원래 자세로 돌아올 때는 허리부터
천천히 상반신을 일으킨다.

견갑골을 풀어주는
고양이 자세

① 양팔을 벌린 상태에서 기는 자세를 취하고, 양손의 손가락을 안쪽 방향으로 향하게 한다. 그 상태에서 팔꿈치는 바닥과 직각이 되도록 굽힌다.

3 세트

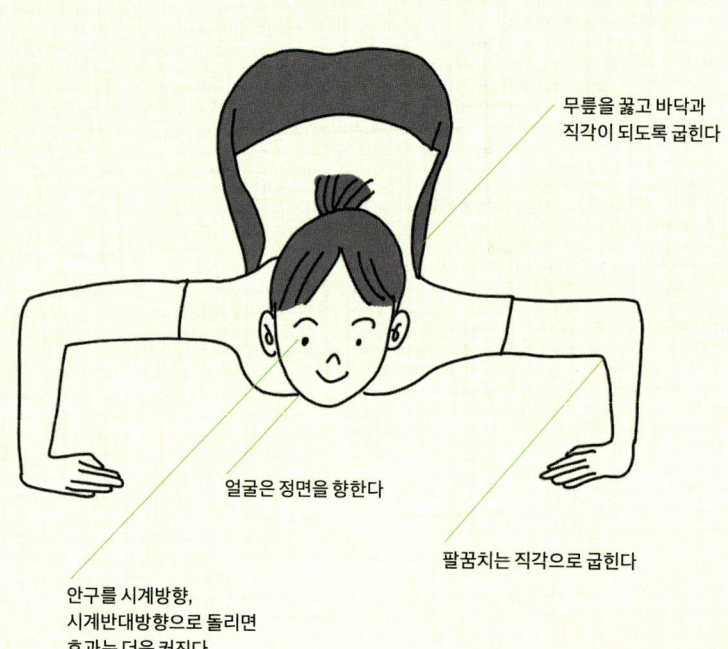

무릎을 꿇고 바닥과 직각이 되도록 굽힌다

얼굴은 정면을 향한다

팔꿈치는 직각으로 굽힌다

안구를 시계방향, 시계반대방향으로 돌리면 효과는 더욱 커진다

뭉친 어깨나 팔 근육을 풀어주기 때문에
컴퓨터 작업으로 지친 몸과 눈에 가장 적합하다.

② 상반신을 오른쪽으로 이동시키는
동시에 눈도 오른쪽으로 움직인다.

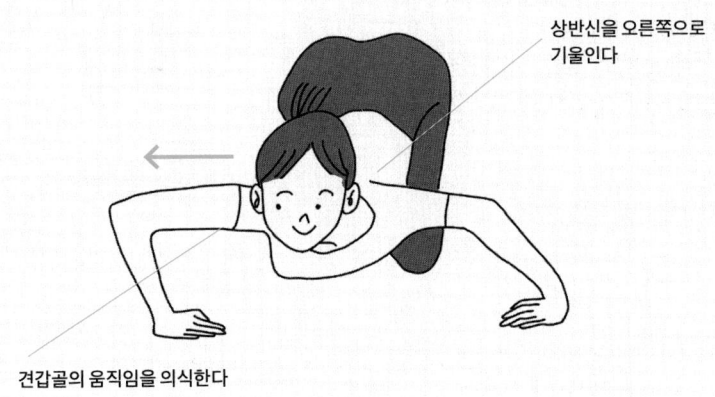

상반신을 오른쪽으로 기울인다

견갑골의 움직임을 의식한다

③ 그대로 턱을 오른쪽 위로 당겨 올리고
오른쪽 눈을 윙크하듯 감고 3초간 유지한다.
원래 자세로 돌아온 뒤 반대방향도 같은
방법으로 실시한다(1세트).

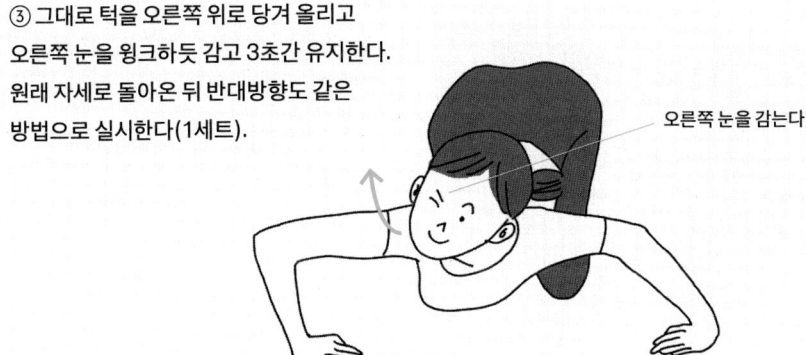

오른쪽 눈을 감는다

누워서 하는
코브라 자세

① 바닥에 엎드려 손바닥과 이마를 바닥에 댄다.

3
세트

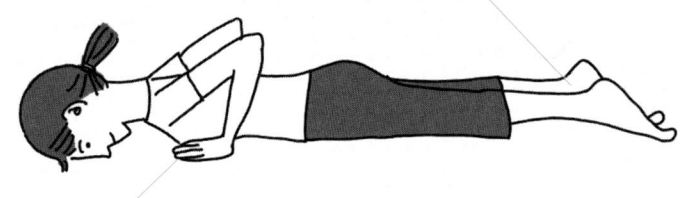

다리는 주먹 두 개가
들어갈 정도의 너비로 벌린다

양팔은 몸에서 주먹 하나
만큼 떨어진 위치에 둔다

상반신을 젖히면 가슴이 펴지고 호흡이 깊어져
혈액순환이 좋아진다. 이 자세에서 눈을 움직이면
눈 부위 근육이 단련되어 눈 기능 향상을 기대할 수 있다.

② 호흡하면서 손으로 바닥을 밀듯이 상반신을 일으킨다.
팔꿈치를 바닥에 대고 상반신을 최대한 일으켜 얼굴은 정면을 향한다.

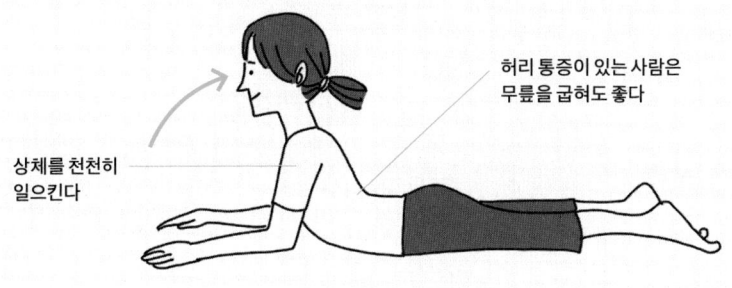

허리 통증이 있는 사람은
무릎을 굽혀도 좋다

상체를 천천히
일으킨다

③ 얼굴 전체를 가능한 한 왼쪽으로 돌리고 왼쪽 눈을
윙크하듯 감고 그 상태를 3초간 유지한다. 원래 자세로
돌아와 반대방향도 같은 방법으로 실시한다(1세트).

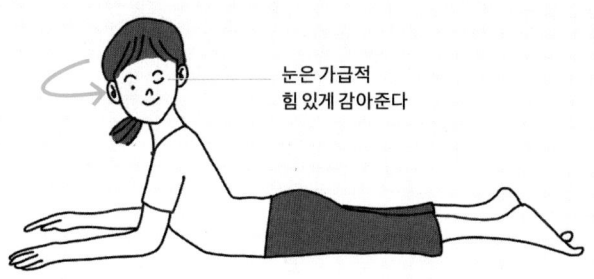

눈은 가급적
힘 있게 감아준다

무릎 쓰러뜨리기
& 팔 비틀기

① 똑바로 누워 무릎을 세우고 팔은 옆으로 크게 벌린다.
이때 양손은 가볍게 쥔다.

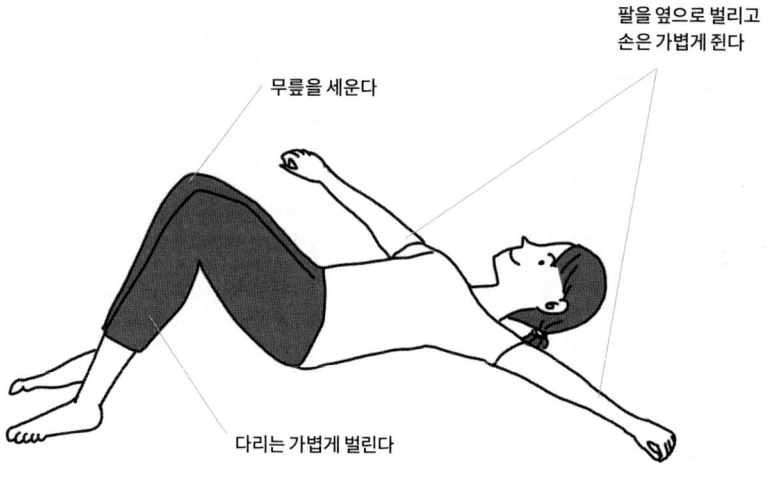

무릎을 세운다

팔을 옆으로 벌리고
손은 가볍게 쥔다

다리는 가볍게 벌린다

간 기능을 개선시키는 동시에
견갑골에도 좋은 자극을 준다.

② 그 상태에서 무릎을 천천히 오른쪽으로 쓰러뜨린다.
동시에 오른쪽 손목은 하늘을 향하도록 비튼다. 얼굴을
왼쪽으로 돌리고 눈도 왼쪽으로 움직여 윙크한다. 그 상태를
3초간 유지한다. 원래 자세로 돌아와 반대방향도 같은
방법으로 실시한다(1세트).

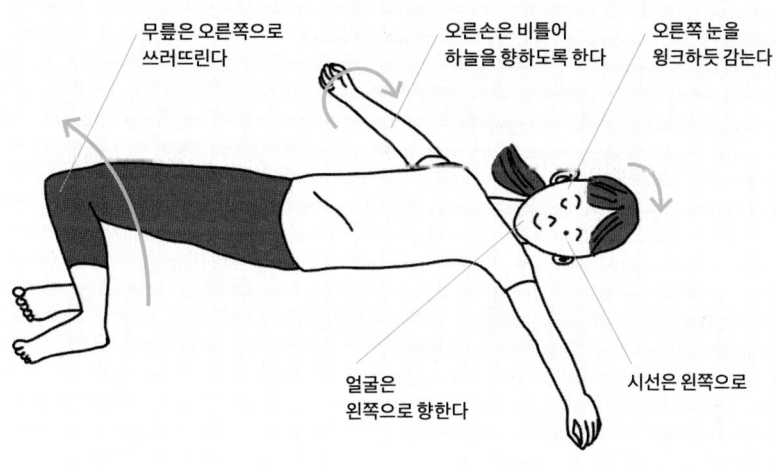

무릎은 오른쪽으로
쓰러뜨린다

오른손은 비틀어
하늘을 향하도록 한다

오른쪽 눈을
윙크하듯 감는다

얼굴은
왼쪽으로 향한다

시선은 왼쪽으로

무릎 뒤 펴기

① 두 다리를 앞으로 뻗고 앉아 척추를 곧게 편다. 양손으로 오른쪽 발목을 단단히 잡고 천천히 가슴 쪽으로 끌어당긴다.

3 세트

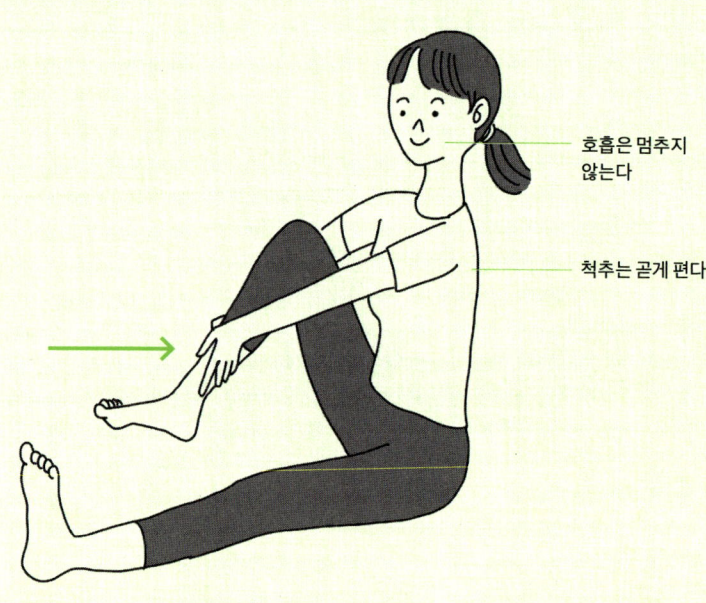

호흡은 멈추지 않는다

척추는 곧게 편다

양손으로 오른쪽 발목을 잡는다

무릎 뒤 주름진 부분의 중심에 '위중'(委中)이라는
혈액순환을 촉진시키는 지압점이 있다.

② 무릎 뒤쪽을 의식하면서 발꿈치를
들어올리듯이 무릎을 조금씩 뻗는다.
호흡은 천천히 내쉰다.

천천히
무릎을 뻗는다

양손은 단단히
발목을 잡는다

척추가
구부정해지지
않도록 주의한다

③ 무릎을 곧게 폈다면 가능한 한
가슴 쪽으로 가까이 당겨
그 상태를 3초간 유지한다. 원래
자세로 돌아온 뒤 반대방향도 같은
방법으로 실시한다(1세트).

무릎을 곧게
편 채로 끌어당긴다

호흡은 멈추지
않는다

무리하여 몸이
넘어지지
않도록 한다

무릎을 곧게 뻗을 수 없는
사람은 가능한 범위에서
실시한다.

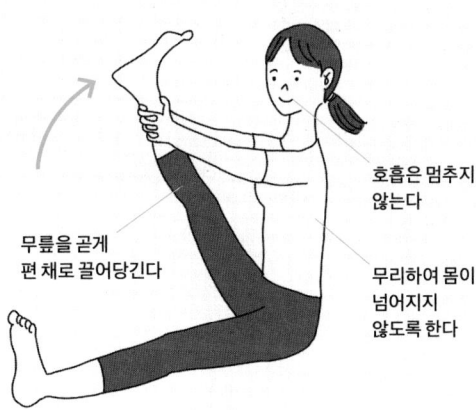

101

손가락 주무르기

① 가운뎃손가락의 손톱 양옆을 반대쪽
엄지손가락과 집게손가락으로 잡고
15초간 조금 강하게 누른다.

3
세트

통증이 기분 좋게 느껴질 정도로,
조금 강하게 누른다

② 그대로 가운뎃손가락을 좌우로
비틀듯이 15초간 주무른다.

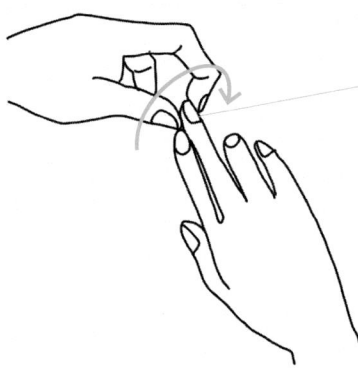

엄지손가락과
집게손가락으로 조금
세게 잡고 비틀듯 주무른다

가운뎃손가락은 목과 관련이 깊은 지압점이
있어 이곳을 주무르면 특히 어깨와 목의
혈액순환이 좋아진다.

---

③ 엄지손가락의 첫 번째 관절에
반대쪽 집게손가락을 대고
엄지손가락이 손바닥에 닿을 때까지
구부려 그 상태를 15초간 유지한다.

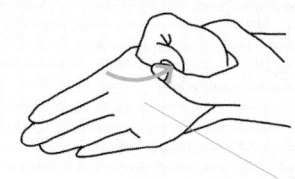

엄지손가락을
손바닥에 붙인다

④ 엄지손가락의 첫 번째 관절을
반대쪽 엄지손가락과 집게손가락으로
잡은 뒤, 엄지손가락을 바깥쪽으로
젖힌다. 그 상태를 15초간 유지한다.

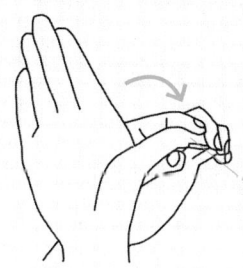

엄지손가락을 가능한
한 바깥쪽으로 젖힌다

⑤ 마지막으로, 가운뎃손가락의 손톱을
반대쪽 엄지손가락과 집게손가락으로
강하게 누른다(1세트). 반대쪽 손가락도
같은 방법으로 실시한다.

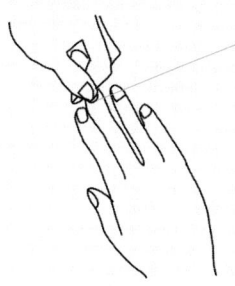

조금 아플
정도로 누른다

발가락 주무르기

① 집게발가락 끝을 엄지손가락과 집게손가락으로 잡고 발등 쪽으로 젖히고 그 상태를 15초간 유지한다.

좌우
1세트

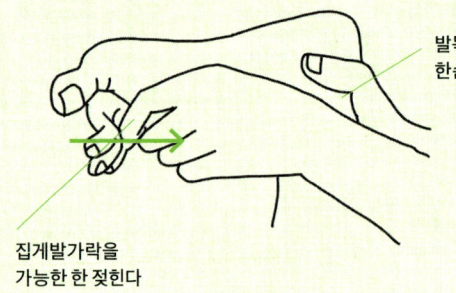

발목은 움직이지 않도록 한손으로 단단히 잡는다

집게발가락을 가능한 한 젖힌다

② 집게발가락을 앞으로 당긴 상태를 15초간 유지한다

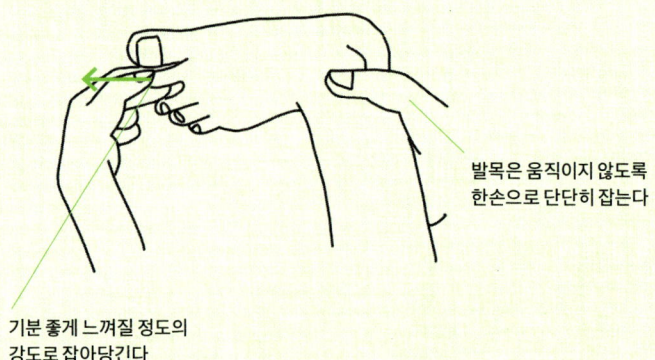

발목은 움직이지 않도록 한손으로 단단히 잡는다

기분 좋게 느껴질 정도의 강도로 잡아당긴다

눈에 대응하는 집게발가락을
중점적으로 주무르면 효과적이다.

③ 집게발가락의 첫 번째 관절을
엄지손가락으로 꾹 누르고 그 상태를
15초간 유지한다.

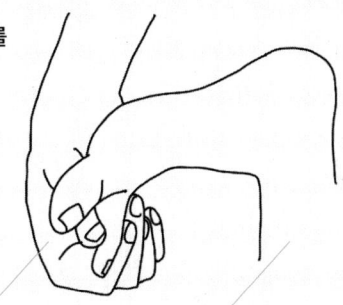

기분 좋게 느껴질 정도의
강도로 잡아당긴다

발목이 움직이지 않도록
한손으로 단단히 잡는다

④ 집게발가락을 엄지손가락과
집게손가락으로 가볍게 잡고
천천히 시계방향과
시계반대방향으로 번갈아
가며 15초동안 돌린다. 마지막으로
용천 지압점(106쪽 참조)을
눌러도 좋다(1세트).
반대쪽 발가락도 같은
방법으로 실시한다.

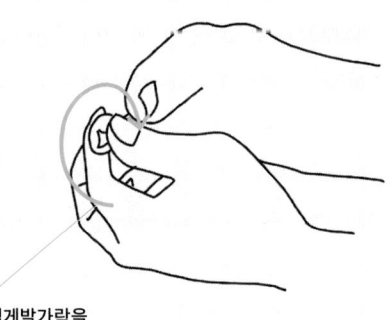

집게발가락을
천천히 크게 돌린다

귀 지압점 자극하기

① 집게손가락과 엄지손가락으로 귓불을 잡고 아래로 당긴다. 당긴 상태에서 3초간 유지한다.

좌우
1세트

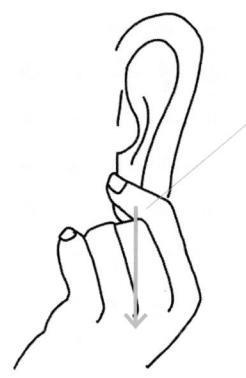

귓불을 조금 아프게 느껴질 정도로 세게 당긴다

② 귀 한가운데를 집게손가락과 엄지손가락으로 잡고 옆으로 늘려 그 상태를 3초간 유지한다.

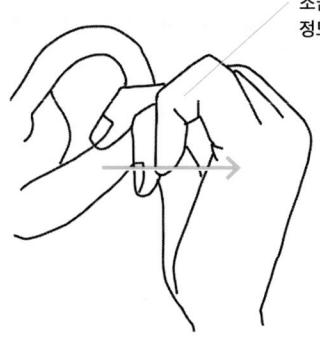

조금 아프게 느껴질 정도로 강하게 당긴다

귀에는 온몸의 지압점이 모여 있다.
간과 신장 기능을 향상시키면 시력 회복이 빠르다.

③ 귀 위쪽을 집게손가락과
엄지손가락으로 잡고 위로 당긴다.
당긴 상태를 3초간 유지한다.

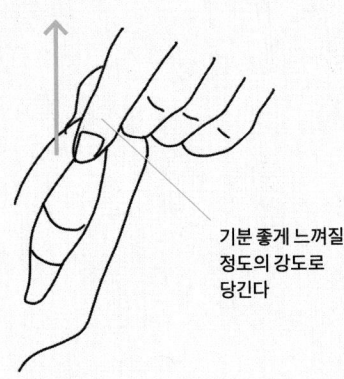

기분 좋게 느껴질
정도의 강도로
당긴다

④ 귀 한가운데를 접듯이
집게손가락과 엄지손가락으로 집어
그 상태를 3초간 유지한다.

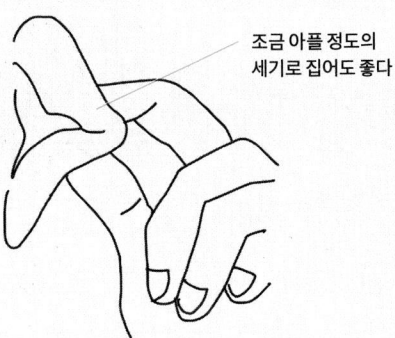

조금 아플 정도의
세기로 집어도 좋다

눈에 좋은 전신 지압

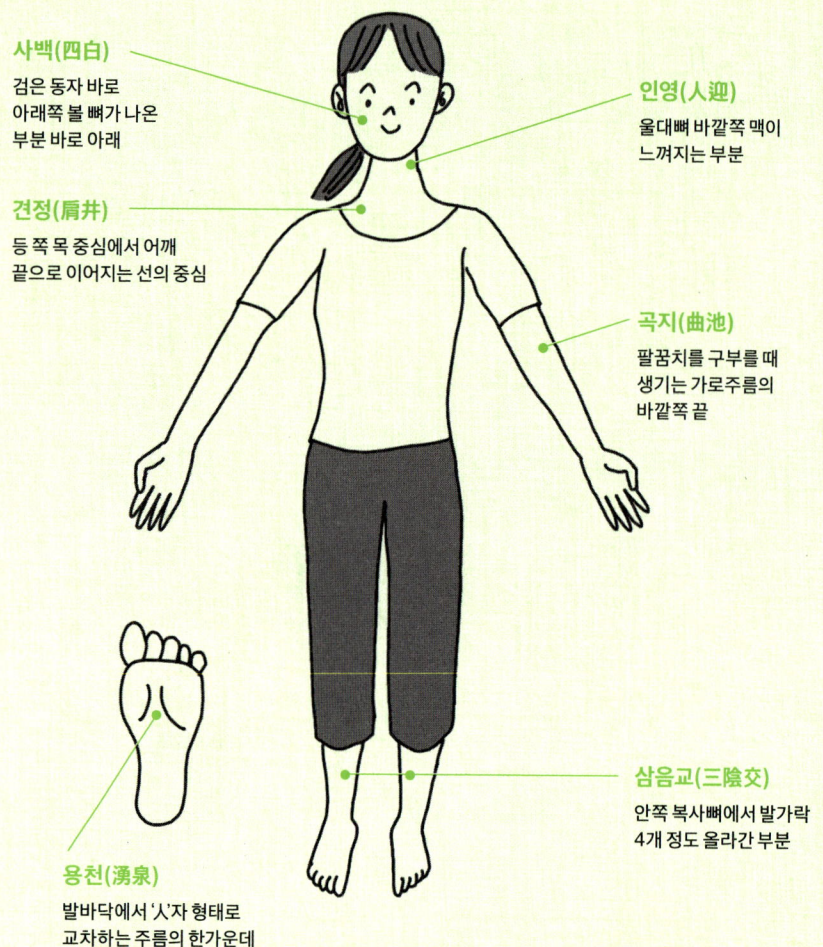

사백(四白)
검은 동자 바로 아래쪽 볼 뼈가 나온 부분 바로 아래

인영(人迎)
울대뼈 바깥쪽 맥이 느껴지는 부분

견정(肩井)
등 쪽 목 중심에서 어깨 끝으로 이어지는 선의 중심

곡지(曲池)
팔꿈치를 구부릴 때 생기는 가로주름의 바깥쪽 끝

삼음교(三陰交)
안쪽 복사뼈에서 발가락 4개 정도 올라간 부분

용천(湧泉)
발바닥에서 '人'자 형태로 교차하는 주름의 한가운데

눈과 관련된 지압점은 온몸에 있다.
눈이 피로할 때나 눈이 건조할 때는 이 지압점들을
2~3분간 눌러보자. 조금 아플 정도의 세기로
누르는 것이 포인트.

안정피로를 풀어준다!

사백

사백 지압점을 각각의
집게손가락으로 위로 올리듯이
자극한다

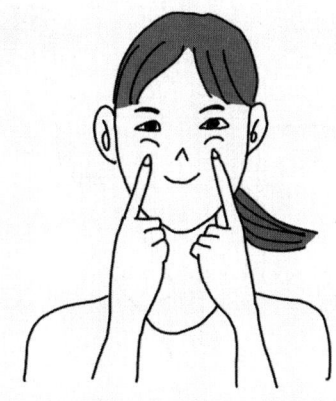

안구건조증을 개선한다!

인영

인영 지압점을 각각
집게손가락으로 누르듯이
자극한다

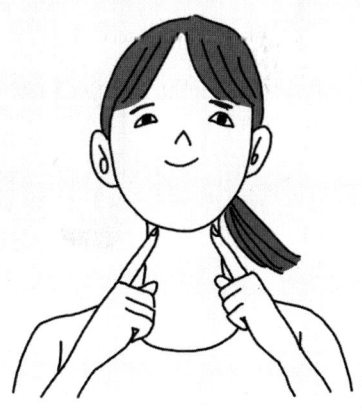

어깨결림에서 기인하는 눈의 피로를 치유한다!

견정

견정 지압점을 반대쪽
가운뎃손가락으로 눌러 자극한다

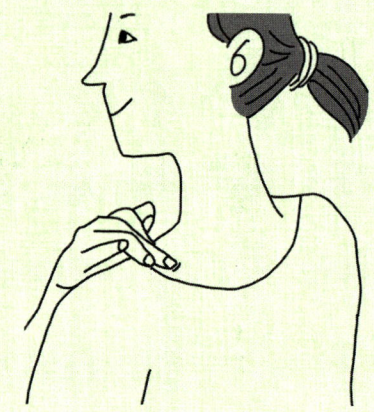

충혈을 완화시킨다!

곡지

곡지 지압점을 반대쪽
엄지손가락으로 눌러 자극한다

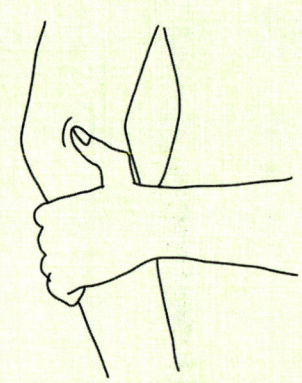

혈액순환을 개선하고
충혈을 개선한다!

삼음교

삼음교 지압점을 반대쪽
엄지손가락으로 눌러
자극한다

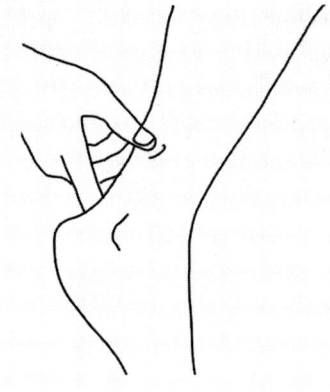

안정피로를 회복한다!

용천

용천 지압점을 엄지손가락으로
눌러 자극한다

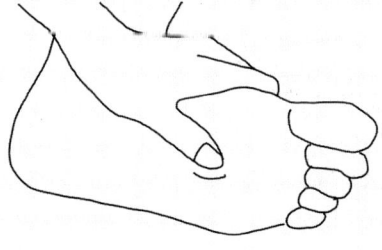

응용편: 전신을 풀어주는 체조

① 한쪽 무릎 세우고 상체 숙이기

① 오른쪽 다리는 쭉 펴고 왼쪽 다리는 무릎을 세운다. 이때 왼팔은 똑바로 위로 뻗는다.

3 세트

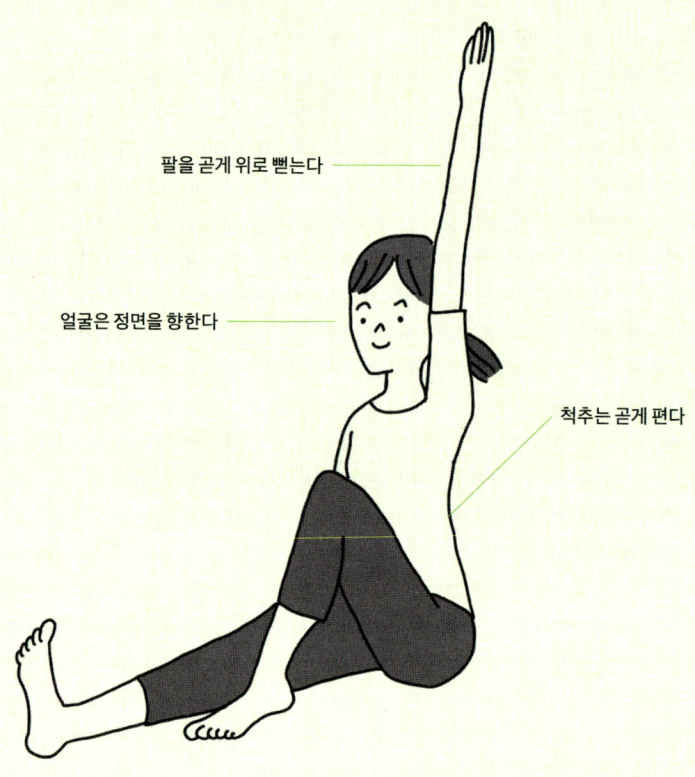

팔을 곧게 위로 뻗는다

얼굴은 정면을 향한다

척추는 곧게 편다

온몸의 혈액순환을 개선하고 눈과 관련된 지압점이 모인
견갑골의 긴장을 풀어주는 데 효과적인 스트레칭으로,
처음부터 무리하지 말고 몸이 어느정도 유연해지면 실천한다.

② 상체를 앞으로 숙이고 세운 왼쪽 무릎 밑을 왼쪽 옆구리에 끼우듯이 하고 왼손을 등 쪽으로 두른다. 오른손도 등 쪽으로 둘러 왼손을 잡는다.

- 등은 곧게 편다
- 등 쪽에서 왼손을 오른손으로 단단히 잡는다
- 얼굴은 정면을 향한다

③ 무릎에서 옆구리가 떨어지지 않도록 주의하면서 상체를 오른쪽으로 비틀고 그 상태를 3초간 유지한다. 반대쪽도 같은 방법으로 실시한다(1세트).

- 견갑골을 당겨 붙인다
- 상체는 가능한 한 오른쪽으로 크게 비튼다
- 등은 곧게 편다

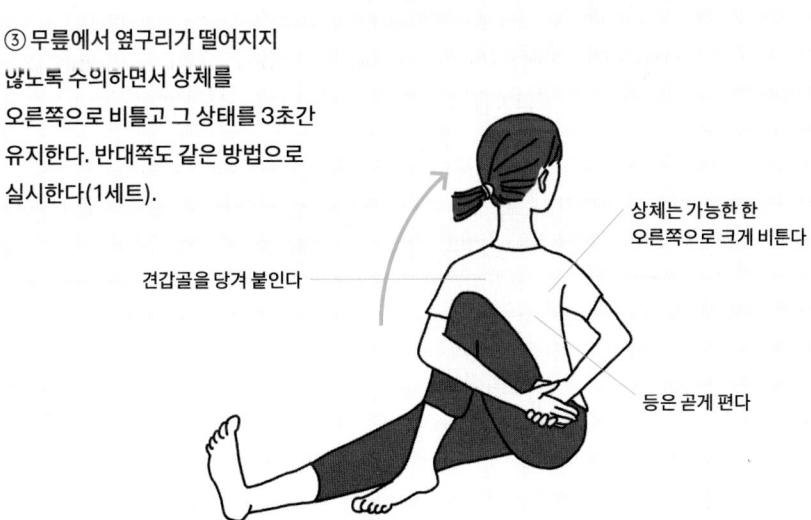

응용편: 전신을 풀어주는 체조

② 활 자세

① 엎드려 이마를 바닥에 댄다. 왼발을 엉덩이에 붙이고 발목을 양손으로 잡는다.

3 세트

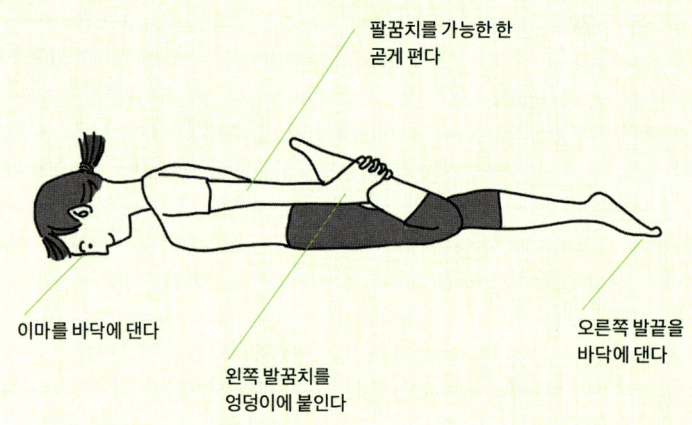

팔꿈치를 가능한 한 곧게 편다

이마를 바닥에 댄다

왼쪽 발꿈치를 엉덩이에 붙인다

오른쪽 발끝을 바닥에 댄다

목덜미 근육을 단련하는 체조다. 목덜미에는 위나 눈과 관계가 깊은 신장과 연결된 지압점 '명문'(命門)이 있는데, 이곳을 자극하는 동작이다. 단, 허리가 아픈 사람은 너무 무리하지 않는다.

② 호흡을 내쉬면서 무릎을 위쪽으로 올리는 동시에 상반신을 젖힌다. 원래 자세로 돌아온 뒤, 반대쪽 다리도 동일한 방법으로 실시한다(1세트).

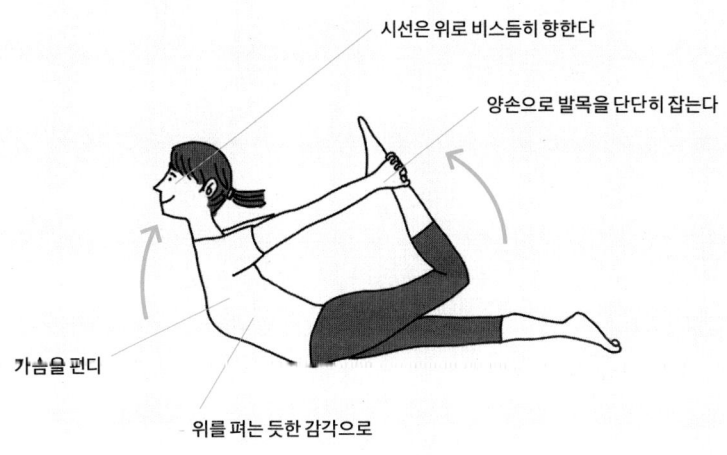

시선은 위로 비스듬히 향한다
양손으로 발목을 단단히 잡는다
가슴을 편다
위를 펴는 듯한 감각으로

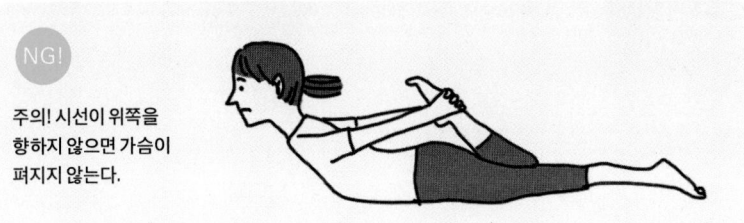

NG!
주의! 시선이 위쪽을 향하지 않으면 가슴이 펴지지 않는다.

척추 늘리기 호흡
마무리 운동

등 펴고 심호흡

① 다리를 가볍게 앞뒤로 벌리고 서고, 손은 몸 앞에서 가볍게 교차시킨다.

② 심호흡을 하듯 숨을 깊이 마시면서 양손을 크게 들어올린다. 숨을 내쉬면서 ①의 자세로 돌아온다(1세트).

3 세트

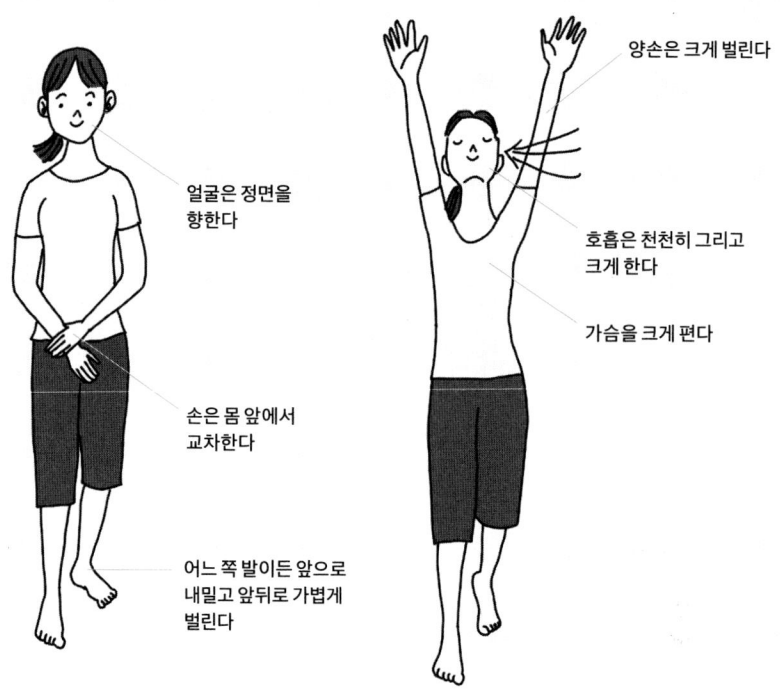

얼굴은 정면을 향한다

손은 몸 앞에서 교차한다

어느 쪽 발이든 앞으로 내밀고 앞뒤로 가볍게 벌린다

양손은 크게 벌린다

호흡은 천천히 그리고 크게 한다

가슴을 크게 편다

전신을 움직여 체조한 뒤에는 몸과 마음을
차분히 하고 쉰다. 긴장을 풀면 한층 큰 효과를 얻는다.
힘을 빼고 천천히 기분 좋게 실시한다.

휴식을 취하는 자세

바닥에 똑바로 누워 손은 몸에서 조금 떨어진
위치에 자연스럽게 두고, 발은 어깨너비로 벌린다.
온몸의 힘을 빼고 천천히 심호흡을 반복한다.

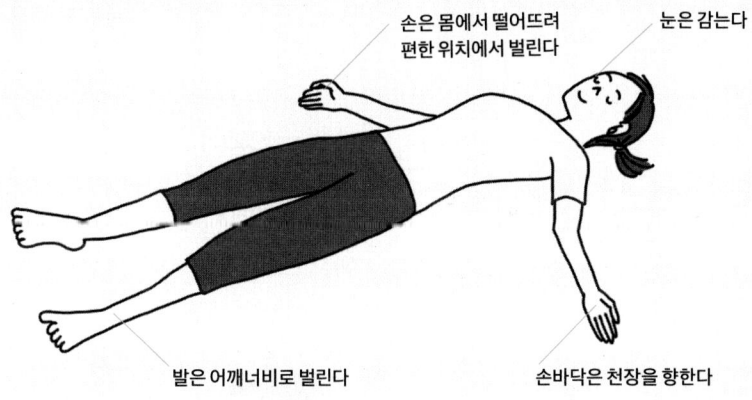

호흡이 인생을 컨트롤한다

몸은 늘 순환한다. 혈액이 순환하고, 기와 림프가 순환하고, 그리고 호흡도 마찬가지다.

요가에서는 호흡을 매우 중시한다. 호흡을 내쉬면서 몸을 쭉 펴주면 몸을 더 늘릴 수 있다. 확실히 숨을 내쉬기에 그만큼 많은 양의 산소를 마실 수 있다. 따라서 호흡은 내쉬는 것부터 시작한다.

현대인은 호흡이 얕다. 호흡이 얕으면 체내에 산소량이 적어진다.

그렇게 되면, 눈도 몸도 원활히 제 기능을 다하지 못하고 만다. 따라서 일상생활 속에서 복식호흡으로 천천히 심호흡하는 시간을 가능한 한 자주 가진다. 마지막 숨까지 내쉬고 체내에 최대한의 산소를 받아들이면 세포 하나하나에 충분한 양의 산소가 공급된다. 그러면 스트레스나 피로가 해소되고 긴장도 풀린다. 이 흐름은 다시 뇌의 활성화는 물론 눈 기능 향상에 기여한다.

깊은 심호흡이 눈은 물론 전신의 기능을 향상시키는 이유는 충분히 산소를 공급해주는 것 외에도 자율신경의 균형을 적절히 조정해주기 때문이다.

자율신경은 교감신경과 부교감신경의 균형으로 이뤄진다. 과도한 스트레스와 성급하게 무언가를 해야만 하는 전투적인 자세에서는 교감신경이 우세해져 자연히 호흡이 얕아진다.

긴장했을 때 마음을 차분히 가라앉히기 위해서는 의식적으로 천천히 심호흡한다. 부교감신경의 작용이 우세해지면 혈관이 굵어져 혈액순환이 촉진된다. 마음도 편안해야 어떤 일이든 냉정하게 이성적으로 판단할 수 있다.

눈 스트레칭을 할 때도 호흡을 멈추지 말고 천천히 내쉬고, 그리고 천천히 마시면서 실시한다.
  호흡은 순식간에 의식적으로 몸의 긴장을 완화시킬 수 있는, 간단하지만 가장 효과적인 회복법이다. 조금 초조하거나 짜증날 때 의식적으로 심호흡을 해보자. 심호흡으로 원래 상태를 회복하자. 건강도 그리고 인생도 호흡으로 얼마든지 컨트롤할 수 있다.

제5장

단계별 케어

눈에 관한 거의 모든 궁금증

Q. 시력이 나빠지면 바로 안경이나 콘택트렌즈로 교정해주는 것이 좋을까? 아니면 참으면서 극복하려고 노력하는 것이 좋을까?

A. 일상생활을 하는 데 불편함을 느끼면서도 억지로 참고 지내면 눈에 부담을 안겨주어 오히려 더 악화시킨다.

현재 시력에 맞춰서 안경이나 콘택트렌즈로 교정해주는 것이 좋다. 다만 하루 단 10분이라도 좋으니 안경을 벗고 생활해보자. 눈이 가진 본래의 '보는 힘'을 자극하면 시력이 좋아질 가능성이 있기 때문이다. 실제로 안경이나 콘택트렌즈를 착용하지 않는 시간을 조금씩 늘려 결국에는 안경 없이 생활할 수 있게 된 사람도 있다. 또한 눈 스트레칭은 반드시 안경이나 콘택트렌즈를 벗어두고 실시한다.

Q. 눈을 가늘게 뜨고 사물을 보는 버릇이 있는데, 나쁜 습관일까?

A. 먼저 눈을 가늘게 뜨는 이유에 대해 생각해보자. 눈으로 들어오는 빛을 줄여, 즉 시야를 흐리는 쓸데없는 빛을 줄여 초점을 쉽게 잡으려는 무의식적 노력이다.

그런데 반복하다보면 신경이 자주 긴장되고 잦은 긴장은 피로로 이어져 시력이 나빠질 우려가 있다. 눈을 가늘게 뜨면 눈 주변 근육이 필요 이상으로 긴장해 단단하게 굳는다. 더욱이 수정체에도 쓸데없는 힘이 가중되어 아무래도 눈에는 부담이 된다. 또한 안구 자체에도 압력이 가해지기 때문에 각막 변형을 일으켜 난시를 유발할 가능성도 있다. 만일 안경이나 콘택트렌즈가 현재 눈 상태에 맞지 않는다면 서둘러 도수 조정을 해주는 것이 좋다.

Q. 빈번히 눈약을 넣거나 눈을 씻어내는데 문제는 없을까?
A. 컴퓨터 작업이나 실내 환경의 영향으로 눈이 건조하다고 호소하는 사람들이 많다. 일시적으로 건조한 경우 외에 자주 건조함을 느끼거나 환경적인 요인과는 다른 원인에 의해 증상이 나타나는 경우도 있으니 주의하자.

눈물은 눈을 촉촉하게 유지해주는 매우 중요한 역할을 한다. 눈물의 양은 나이가 들면서 차츰 감소하기 때문에 눈을 보호하기 위해서 눈약을 사용하면 좋다. 더불어 의식적으로 눈을 깜빡여주면 좋다.

눈물의 성분은 주로 물인데 무틴층, 수분, 유층의 3층 구조를 이룬다. 무틴층은 당분과 단백질을 포함한 끈적이는 성분으로 눈 표면에서 수분이 흘러 떨어지는 것을 막는 기능이 있다. 유층은 각막의 더러움을 없애고 영양분이 골고루 퍼지게 하는 역할을 한다.

시판되는 눈약 중에는 '인공누액 타입'도 있고, 안구건조증 전용 눈약에는 눈에 부족한 성분을 보급하는 작용도 있어 사용하면 도움이 된다. 증상이 심하다면 근본적인 원인을 찾아서 해결하는 것이 바람직하다. 자신이 판단하기보다는 안과를 찾아 정확한 진단을 받아보자.

피로한 눈에 상쾌함을 주는 멘톨이 들어간 타입의 눈약도 있는데 많은 양을 사용하면 눈물 성분을 흘려보내는 작용을 해 오히려 더욱 건조하게 만들기도 한다. 한편 세정액으로 지나치게 씻어내는 습관은 안구건조증이나 감염증을 일으킬 수 있으니 주의하자.

Q. 눈은 따뜻하게 하는 게 좋을까? 차갑게 하는 게 좋을까?
A. 피로할 때 따뜻한 타월을 눈에 대면 피로가 풀리고 편안해진다.

눈의 쾌적함을 유지하기 위해서는 눈 주변의 긴장을 풀고 혈액순환을 촉진시켜야 한다. 따뜻한 찜질팩을 눈꺼풀 위에 얹고 잠시 휴식시간을 가지면 피로가 완화된다.

한편 피로로 충혈되었을 때는 혈관이 팽창한 상태라 시원한 눈 찜질팩으로 염증을 억제해주는 것이 좋다. 또는 따뜻한 것과 시원한 것을 번갈아 실시해주는 온랭자극도 권한다. 반복되는 온랭자극은 혈액순환을 촉진시켜 개운하게 피로를 풀어준다. 주의해야 할 점은 따뜻하게 찜질할 때도, 시원하게 찜질할 때도, 너무 뜨겁거나 차갑지 않도록 하는 것이다. 강하기보다는 적당히 기분이 좋은 정도의 자극이 좋다.

Q. 노안이 이미 시작되었는데 눈이 다시 좋아질 수 있을까?
A. 눈 스트레칭에 연령 제한은 없다. 눈 건강을 지키기 위한 운동이나 셀프케어는 언제 시작하든 지금 상태를 개선해주고 눈의 본래의 기능을 유지하는 데 도움을 준다.
또한 눈 스트레칭은 눈뿐 아니라 전신의 건강에도 도움이 되기 때문에 효과를 의심하지 않아도 된다. 눈이든 다른 신체 부위든 금방 변화를 느낄 수 있다. 단, 백내장이나 녹내장, 그 밖의 안과 질환이나 문제가 있는 경우에는 반드시 안과 진료를 받자.

Q. 홍채를 단련하면 눈이 좋아질까?
A. 홍채란 눈의 검은 동자에 해당하는 부분으로 각막과 수정체 사이에 있다. 카메라로 말하면 조리개에 해당하고, 밝은 곳에서는 동공을 작게 만들고 어두운 곳에서는 크게 만드는 등 크기를 제어함으로써 눈에 들어오는 빛의 양을 조절한다. 홍채는 제대로근으로 자신의 의지로 움직일 수 없지만, 그대로 방치하면 홍채를 움직이는 홍채근이라는 근육이 약해진다. 그래서 홍채가 아닌 홍채 바로 뒤 모양체를 단련하면 시력을 유지하고 회복할 수 있다. 눈이 쉴 수 있도록 촛불을 응시하거나 빛을 차단하는 트레이닝을 실시하면 아주 효과적이다.

눈의 피로를 풀어주는
눈 찜질팩

따뜻한 눈 찜질팩 만들기

물에 젖은 타월을 꼭 짠 뒤에 가볍게 접어서 전자렌즈로 30초~1분간 가열한다. 화상을 입지 않도록 주의하고 너무 뜨겁지 않게 적절한 온도로 식힌 뒤에 눈꺼풀 위에 얹는다.

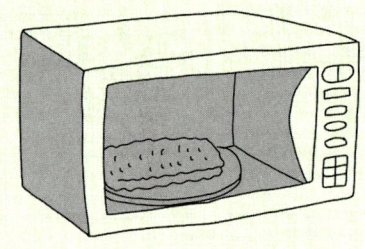

시원한 눈 찜질팩 만들기

얼음물 속에 타월을 넣었다가 꺼내어 꼭 짠다. 가볍게 접어 눈꺼풀 위에 얹는다. 시판되는 냉각시트나 보냉재를 타월로 싼 뒤에 사용해도 좋다.

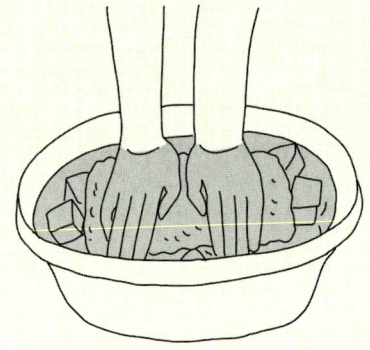

Q. 눈에 좋은 음식이 따로 있을까?

A. 눈의 피로를 개선하기 위해서는 비타민 A, B군 외에 눈에 좋은 음식으로 널리 알려진 블루베리에 들어 있는 '안토시아닌'이 효과적이다.

당근, 단호박, 시금치 등 카로틴이 풍부한 음식은 비타민 A 또한 풍부해 도움이 된다. 비타민 B군(B1, B2, B6, B12)에는 에너지 대사를 돕거나 눈의 점막 상태를 보호하는 작용이 있다. 비타민 B군이 부족하면 구내염이 생기기 쉽다. 비타민 B1은 돼지고기, 나토, 장어, 가다랑어에, 비타민 B2는 연어, 대두제품, 조개류에, 비타민 B6는 마늘, 간, 참치, 가다랑어에 많이 함유되어 있다. 또한 시신경을 돕는 비타민 B12는 바지락, 모시조개, 간, 우유에 포함되어 있다.

블루베리에 포함된 안토시아닌은 눈 망막에 있는 '로돕신'이라는 물질의 작용을 돕거나 영양을 운반하는 모세혈관을 튼튼히 만드는 작용을 해 눈 건강을 지키는 음식으로 널리 알려져 있다.

제2차 세계대전 중에 전투기 조종사들이 블루베리 잼을 먹으면 '어두운 곳에서도 표적이 또렷이 잘 보인다'는 이유로 즐겨 먹었다는 기록도 있다. 안토시아닌은 폴리페놀의 일종으로 블루베리 외에 카시스나 빌벨리, 검은깨에도 많이 들어 있다.

먹어서 몸을 치료한다는 식양생(食養生)에 따르면 '거칠게(홀푸드)' 먹어야 이롭다고 한다. 이를테면, 쌀이라면 정미한 백미가 아니라 현미를, 생선이라면 머리부터 꼬리까지, 야채는 껍질까지 뿌리까지 전부 먹음으로써 영양분이나 에너지를 흡수한다는 사상이다.

영양학적으로도 야채나 과일은 특히 껍질에 항산화작용을 하는 폴리페놀이 다량 함유되어 있으니 유념할 만한 주장이다. 몇 년 전부터 식물에 포함된 피토케미컬(파이토케미컬)이라는 물질이 주목 받고 있다. 식물이 자외선으로부터 자신의 몸을 지키기 위해 만들어낸 물질로, 껍질처럼 바깥 부분에 들어 있고 항산화작용을 한다. 블루베리의 안토시아닌, 녹차에 든 카테킨, 토마토와 감에 들어 있는 리코핀이 대표적인데, 영양 밸런스에 맞춰 이런 음식들을 충분히 섭취하자.

Q. 삼가면 좋은 음식이 있을까?
A. 눈과 간이 깊이 연관되어 있다고 앞서 말했는데, 간에 부담을 주는 음식은 눈에도 좋지 않다.

알코올과 카페인은 과하지 않도록 조심하고, 녹차, 커피, 홍차는 이뇨작용을 높인다. 몸에 수분이 부족해지면 안구건조증이 심해질 수 있다. 평소 건조함을 많이 느끼는 체질이라면 이뇨작용을 더하는 음식에 주의하자.

Q. 컴퓨터 작업할 때에 주의해야 할 점이 있다면?
A. 컴퓨터 화면을 장시간 보고 있으면 아무래도 눈을 깜박이는 횟수가 줄어든다. 의식적으로 눈을 깜박여주고 1시간마다 10~15분은 쉬어준다.

앉은 자세나 디스플레이의 높이도 매우 중요하다. 거북목처럼 고개를 앞으로 내미는 자세가 되지 않도록 주의하고, 눈과 디스플레이의 거리는 약 50센티미터 정도가 이상적이다.

디스플레이의 위치가 너무 높으면 올려다보는 자세가 되어 공기에 노출되는 눈의 표면적이 커져 쉽게 건조해진다. 따라서 시선은 조금 아래를 내려다보듯이 화면 높이를 조정한다.

화면 밝기도 주의깊게 조정할 필요가 있는데, 너무 밝으면 눈에 부담을 주어 쉽게 피로해진다. 그렇다고 너무 어두우면 초점 조정이 어려워진다. 주위의 밝기와도 균형을 이뤄야 하기 때문에 주변 상황에 따라 컴퓨터 화면 밝기를 적절히 조정해주는 것이 좋다.

Q. 입욕은 눈 건강에 도움이 될까?
A. 따뜻한 타월을 직접 눈에 대고 따뜻하게 해주는 방법이 효과적인데, 가능하다면 욕조에 몸을 담가 몸속까지 따뜻하게 체온을 올린다.

욕조 안에 앉아 귓가의 지압점을 눌러주면 효과를 더욱 높일 수 있다.

Q. 두피 마사지는 효과가 있을까?

A. 두피 마사지를 전문적으로 해주는 미용실이 점차 늘고 있다. 머리에는 많은 지압점이 있어 적당한 강도로 풀어주면 혈액순환이 좋아지고 안정피로나 스트레스 해소에도 크게 기여한다.

눈 꼬리부터 관자노리, 귀 뒤, 후두부, 그리고 머리 전체를 감싸듯 풀어주면 시야가 맑아진다.

Q. 눈 마사지가 도움이 될까?

A. 안구가 아니라 눈 위, 눈썹 아래, 눈썹 꼬리, 눈 옆, 눈 아래, 눈 안쪽 가장자리 등 눈 주변을 훑듯이 강하지 않게 손가락으로 가볍게 누르면 적절한 자극이 가해져 노폐물 배출도 촉진되고 눈의 피로가 완화된다.

Q. 자외선은 눈에 나쁠까?

A. 보통은 피부를 위해서 챙 넓은 모자나 양산, 선글라스로 햇볕에 대비한다. 하지만 피부보다 백내장을 예방하기 위해서라도 반드시 자외선을 차단해야 한다.

운전이나 낚시, 골프 등으로 실외에서 오랜 시간을 보낼 때는 UV차단 선글라스를 착용해야 한다. 색이 너무 진한 렌즈는 동공이 열리기 때문에 오히려 자외선이 쉽게 들어간다.

자외선에는 UVA파와 UVB파 2종류가 있고, 특히 UVA파는 보통 유리를 통과하기 때문에 실내에 있어도 주의해야 한다.

바다나 산에서 오랫동안 시간을 보낸 뒤에는 설맹(雪盲, 눈에 반사된 다량의 자외선이 눈을 자극하여 일으키는 염증) 증상이 나타나기도 한다. 설맹 증상이 나타나면 시원한 찜질팩으로 눈을 식혀주면 좋다. 자외선 대책이나 햇빛에 노출된 뒤 눈을 보호하는 타입의 안약도 있으니 전문가의 조언을 듣고 잘 선택하자.

Q. 수면은 어느 정도가 좋을까?
A. 렘수면과 논렘수면이 반복되는 수면 주기도 수면 깊이에 사람에 따라 달라 오래 잔다고 해서 반드시 좋은 수면이라 할 수 없다. 통계상 성인의 수면시간은 평균 약 7시간 정도다.

휴식이 중요한 이유 중 하나는 성장 호르몬의 분비 때문이다. 미용이나 건강을 위해 가장 효과적인 수면 시간대는 오후 10시부터 오전 2시 무렵이다. 이 시간대에 대사가 활발히 이뤄지도록 돕는 성장 호르몬의 분비가 왕성하다.

'잘 자는 아이가 잘 자란다'는 말이 있듯이 성장 호르몬은 성장기 아이에게 다량으로 분비되고 나이가 들면서 점차 감소하지만 어른에게도

욕조에서 할 수 있는 눈에 좋은 귀 지압하기

혈액순환이 개선되고 눈의 피로가 완화된다!

귀 바깥쪽을 옆이나 위로 잡아당기거나
귀 안쪽을 잡고 눌러 자극한다.

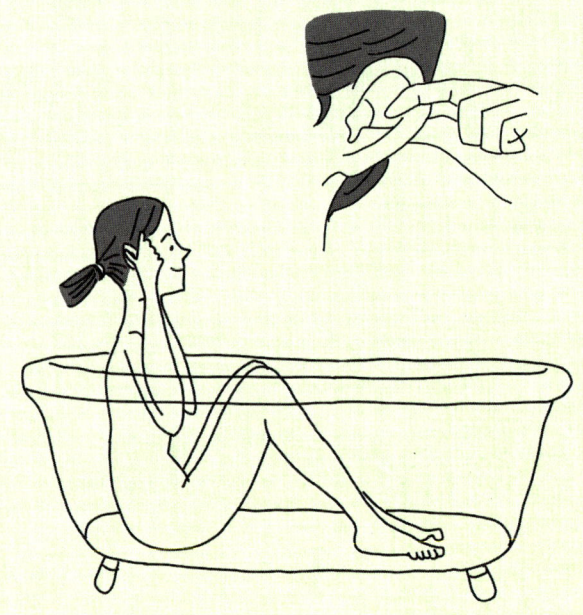

중요한 작용을 한다. 성장 호르몬은 단백질 성분이나 에너지 대사, 면역 기능의 조정, 낮 동안 손상된 세포의 복구 작용을 돕기 때문이다.

수면과 관련된 중요한 호르몬으로 '멜라토닌'이 있다. 뇌의 송과체에서 분비되고, 태양 빛이 눈에 들어온 지 약 15시간 뒤에 분비되기 시작한다. 이런 이유로 밤이 되면 자연히 졸음이 와 잠에 빠져드는 것이다.

눈과 몸 건강을 위해서는 가능한 한 기상과 취침 시간을 규칙적으로 지키는 것이 바람직하고, 밤에 잠자기 전에는 방안을 어둡게 하고 잠자리에 들기 직전에는 컴퓨터 등 강한 빛이 나오는 화면을 오래 보지 않도록 한다.

혈액은 24시간 쉬지 않고 순환하는데, 그래도 심장에서 먼 말단 부분은 아무래도 쉽게 정체가 일어난다. 그때 몸을 눕히면 물리적으로 흐름이 완만해지기 때문에 잠자지 않고 누워만 있어도 혈액순환이 촉진된다.

Q. 일상생활 속에서 틈틈이 간단하게 할 수 있는 케어가 있다면?
A. 일상생활, 특히 실외에서도 할 수 있는 방법을 소개한다.

· 전철이나 버스로 이동하는 중에 건물 간판이나 자동차 번호판 등 가까운 것과 먼 것을 교대로 읽는다.

- 테니스나 축구 등 구기 종목을 관전한다면 공이 어디로 굴러가는지 그 움직임에 집중하여 눈을 움직인다.
- 스케치나 데생, 낙서를 하면서 먼 곳과 가까운 곳을 교대로 본다.
- 거리를 걷고 산책할 때 한 가지 주제를 정해 의식적으로 주위를 둘러보면서 걷는다.

기본은 먼 곳과 가까운 곳을 의식적으로 반복하여 보는 것으로, 눈 근육을 단련해준다. 눈뿐 아니라 마음의 긴장을 푸는 데도 도움이 된다.

Q. 텔레비전은 어느 정도 거리에서 보는 게 좋을까?
A. '텔레비전을 보면 눈이 나빠진다'는 말이 있는데, 그것은 분명한 사실이다. 최근 들어 큰 화면의 텔레비전을 구입하는 사람이 많은데, 화면 크기는 아무래도 상관없지만 텔레비전과의 거리, 방의 밝기, 그리고 시청시간에는 주의가 필요하다.

우선 텔레비전과의 거리는 32인치(가로폭 약 80센티미터) 타입의 경우 약 1.2미터, 40인치 타입은 1.5미터가 적당하다. 특히 어린이나 텔레비전 게임을 즐기는 사람은 아무래도 화면에 가까이 다가가기 마련인데 항상 주의가 필요하다. 시청 시간이 오래도록 이어지면 적어도 광고가 나오는 시간을 이용해 눈을 쉬거나 의식적으로 몸을 가볍게 움직인다.

Q. 블루라이트를 고려한 안경은 눈에 좋을까?

A. 최근 알려지기 시작한 블루라이트는 컴퓨터나 휴대전화의 화면에서 나오는 강한 빛으로, 가시광선 중 380~495nm(나노미터)에 해당하는 푸른빛을 가리킨다. 자외선에 매우 가까운 강한 빛으로 눈 망막에까지 닿기 때문에 아무래도 눈에 부담이 되는 것은 물론 생체리듬에까지 영향을 미친다.

블루라이트 자체가 나쁜 것이 아니라 강한 빛을 계속 쬐면 인체가 가진 리듬(서커디안리듬)을 흐트러뜨릴 수 있다.

태양처럼 강한 빛을 쬐면 시차로 인해 멍해진 상태에서 벗어날 수 있는데, 블루라이트도 같은 빛의 세기를 지녔다. 단, 블루라이트와 인체 관계에 대해서는 아직 밝혀지지 않은 부분이 있다.

Q. 눈이 좋아지는 핀볼 효과란?

A. 시력회복에 효과가 있는 '구멍 뚫린 안경', '핀볼 안경'이라 불리는 독특한 안경이 주목 받고 있다. 렌즈에 무수한 작은 구멍을 뚫은 검은색 렌즈의 안경을 가리키는데, 눈에 들어오는 빛의 양이 줄어들기 때문에 초점 조절기능을 하는 모양체근에 부담을 주지 않고 초점을 맞출 수 있다.

눈이 쉽게 피로해지지 않기 때문에 생기를 되찾는 효과가 있고, 모양체근과 외안근을 단련한다. 검은 종이에 작은 구멍을 뚫고 안경처럼 눈

앞에 고정하기만 해도 동일한 효과를 얻을 수 있으니 시도해보자.

이와 같은 원리를 응용한 최신 노안 치료법으로 '아큐포커스 링'이라는 것이 있는데, 중심에 작은 구멍이 뚫린 검은 링을 각막 안에 삽입하는 방법으로 가까운 곳이 잘 보이게 한다.

Q. 노령화에 따른 시력 약화는 어쩔 수 없는 일일까?
A. 나이가 들수록 분명 여러 가지 신체 기능이 약해져 노안 등의 문제가 발생한다. 그렇다고 어쩔 수 없는 일이라 포기해버린다면, 인생 자체를 포기하는 것과 진배없다.

'눈은 마음의 창'이라는 말이 있다. 눈이 불편해 활기로 가득한 인생을 보낼 수 없다면 얼마 지나지 않아 곧 마음까지 굳게 닫혀버린다.

운동부족이 건강을 해친다는 것은 말할 나위도 없는데, 책상 업무나 집안일을 포함해 장시간 앉아 있는 시간은 수명을 단축시킨다. 적극적으로 신체를 움직이고, 자신의 몸에 민감해져야 한다. 신경질적으로 생각하라는 의미가 아니라, 평소 신체 어디가 어떻게 변했는지를 잘 관찰하여 변화를 조기에 발견하고 신속히 처치하여 스스로 자신의 몸을 정돈하는 습관을 갖자는 말이다.

눈이 잘 보이지 않는다면 눈 스트레칭을 적극적으로 실천해보자.

마지막으로 마음가짐에 대해서 꼭 당부해두고 싶은 말이 있다. 눈 체조를 할 때는 '눈이 좋아진다'고 굳게 믿고 실시하자는 것이다. '눈이 침침할 나이'라며 포기하지 말고 건강한 현재의 눈을 유지하고 지금보다 좋아질 수 있다고 믿자. 이 믿음이 삶에 원동력이 되어줄 것이다.

추천코스

① 눈 스트레칭 기본 코스

1. 눈 깜빡이기 (41쪽)

20
회

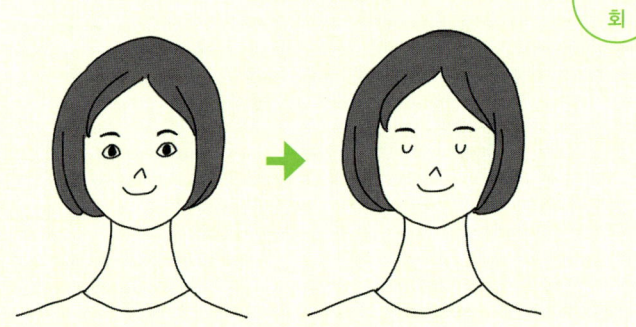

2. 눈을 상하좌우, 모로 움직이기 (44~35쪽)

3
세트

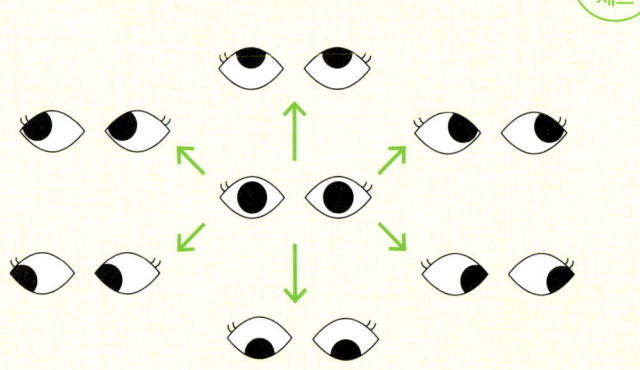

안구를 움직이는 기본 코스다.
업무 중 극도로 피로할 때나 눈이 침침할 때
짬을 내 실시하면 금방 효과를 느낄 수 있다.

3. 눈을 빙그르 회전시키기 (46쪽)

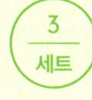

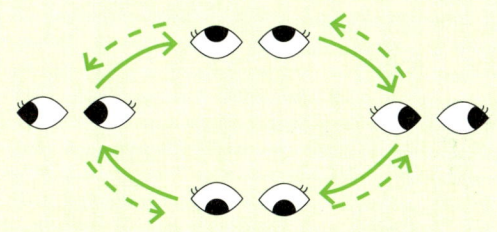

4. 눈을 ∞ 모양으로 움직이기 (47쪽)

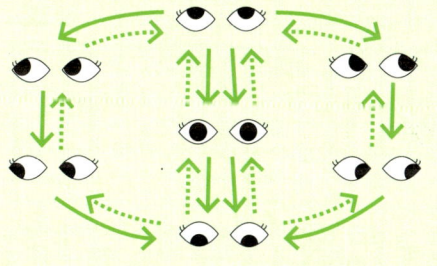

5. 눈을 앞뒤로 움직이기 (48쪽)

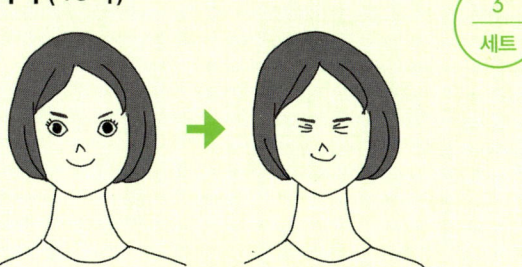

추천코스

② 목·어깨결림에 좋은 중점 코스

1. 준비운동 4종 (38~41쪽)

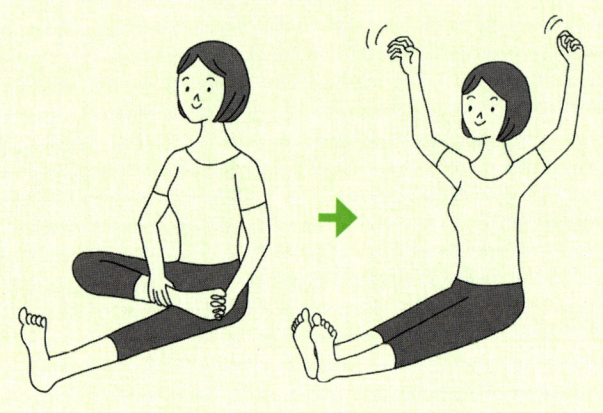

2. 손가락 주무르기 (102~103쪽)

좌우 각
1세트

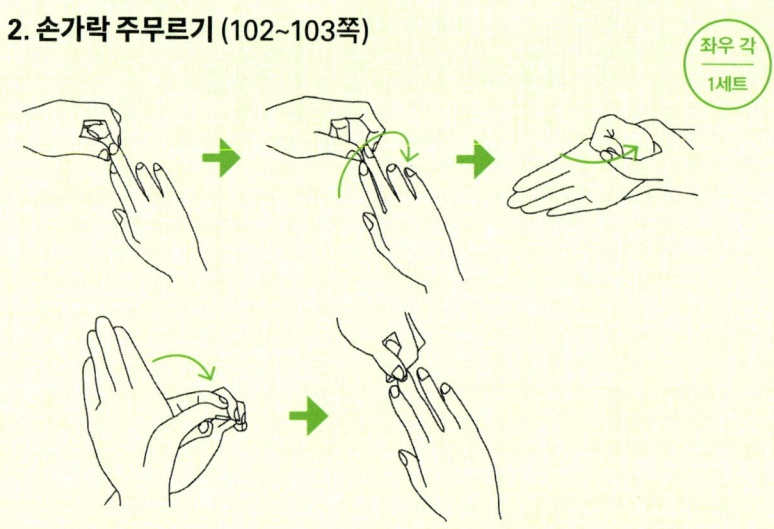

장시간 컴퓨터 작업은 눈의 피로와 목의 통증,
어깨결림을 일으킨다. 그런 사람에게 추천하는
결림을 없애는 중점 코스다.

3. 견갑골을 풀어주는 스트레칭 (92~93쪽)

3 세트

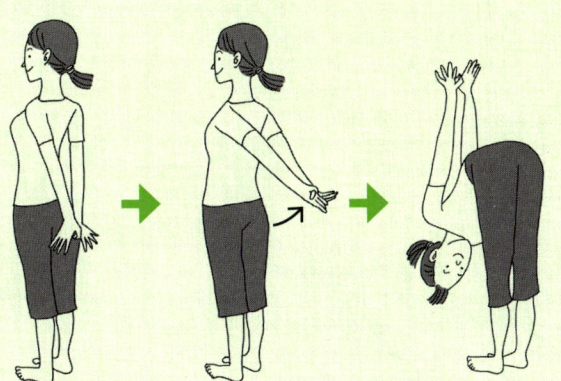

4. 뒤틀린 견갑골 바로 잡기 (72쪽)

3 세트

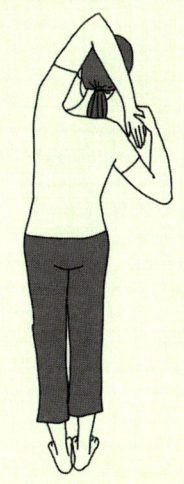

5. 견갑골을 풀어주는 고양이 자세 (94~95쪽)

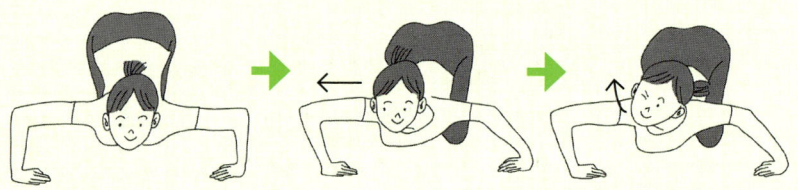

6. 척추 늘리기 호흡 (116쪽)

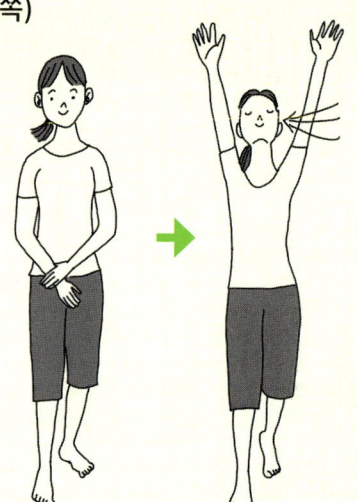

추천코스

③ 눈 스트레칭 정식 코스

1. 준비운동 4종 (38~41쪽)

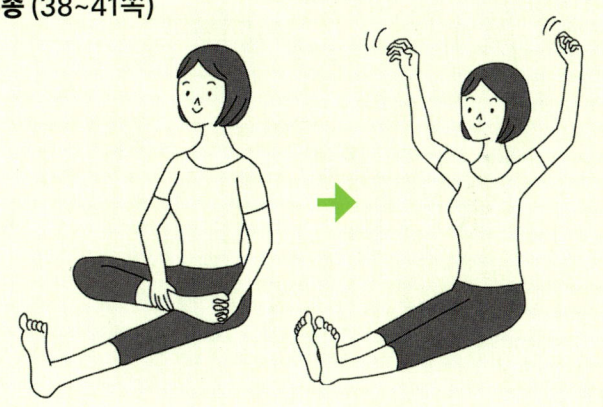

2. 눈을 상하좌우, 모로 움직이기 (44쪽)

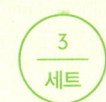
3 세트

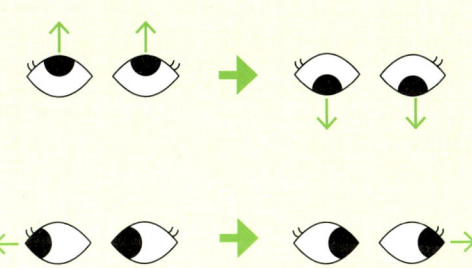

충분히 여유가 있을 때에 추천하는 코스다. 안구를 움직이는 스트레칭부터 전신 혈액순환 운동, 전신 지압까지 즉각적인 변화를 기대할 수 있다.

2-1. 눈을 모로 움직이기 (45쪽)

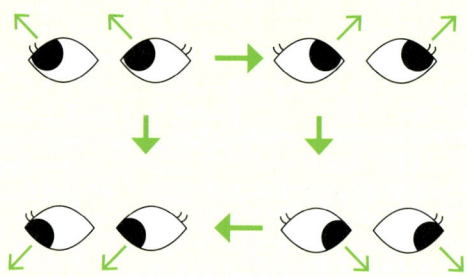

3. 눈을 빙그르 회전시키기 (46쪽)

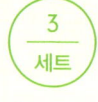

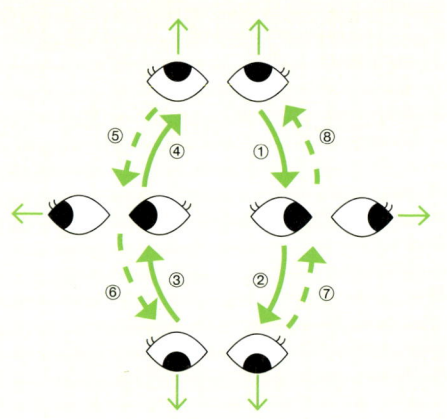

4. 눈을 ∞ 모양으로 움직이기 (41쪽)

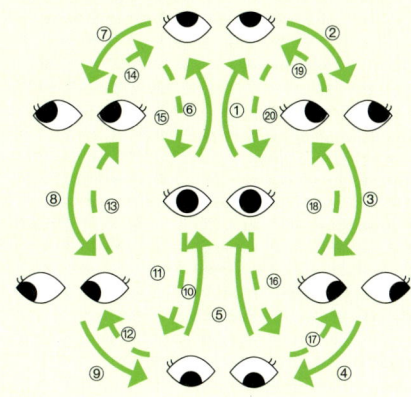

5. 눈을 앞뒤로 움직이기 (48쪽)

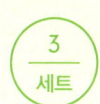

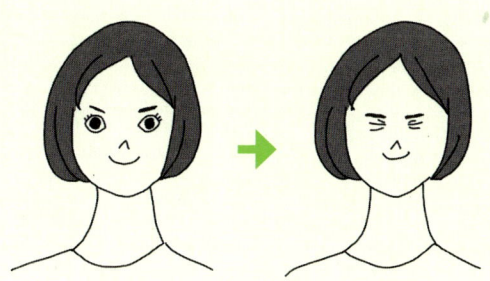

6. 손가락 주무르기 (102~103쪽)

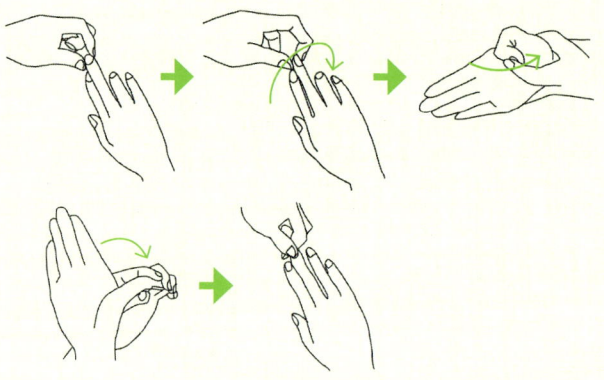

7. 발가락 주무르기 (104~105쪽)

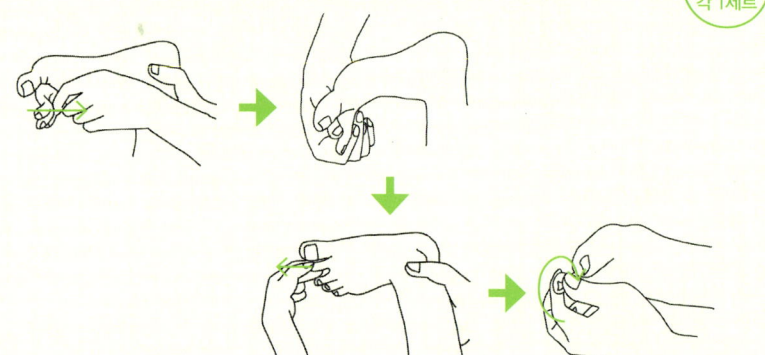

8. 지압점 자극 & 무릎 뒤쪽 늘리기 (66쪽)

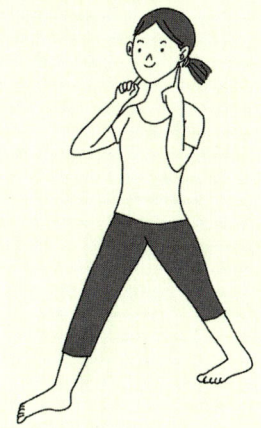

10
초간

9. 견갑골을 풀어주는 스트레칭 (92~93쪽)

3
세트

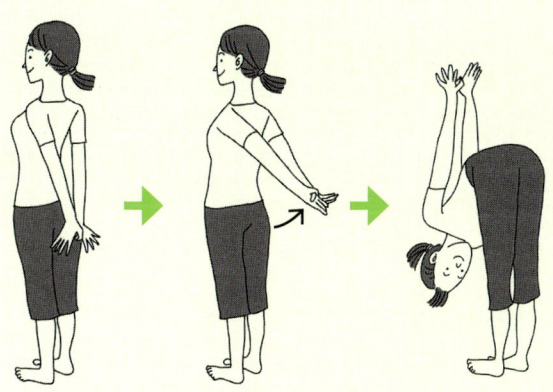

10. 코브라 자세 (96~97쪽)

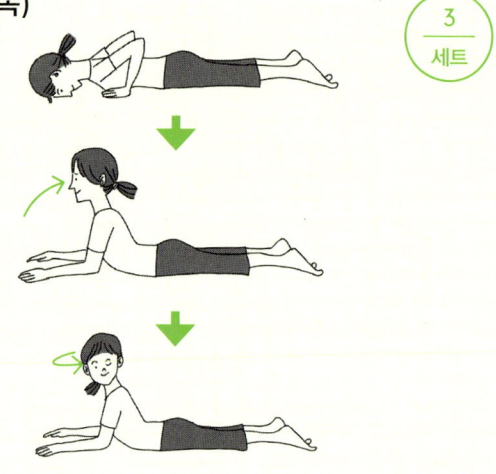

11. 견갑골을 풀어주는 고양이 자세 (94~95쪽)

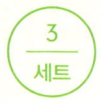

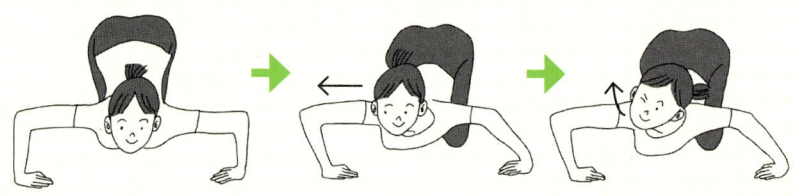

12. 마무리 운동 2종 (116~117쪽)

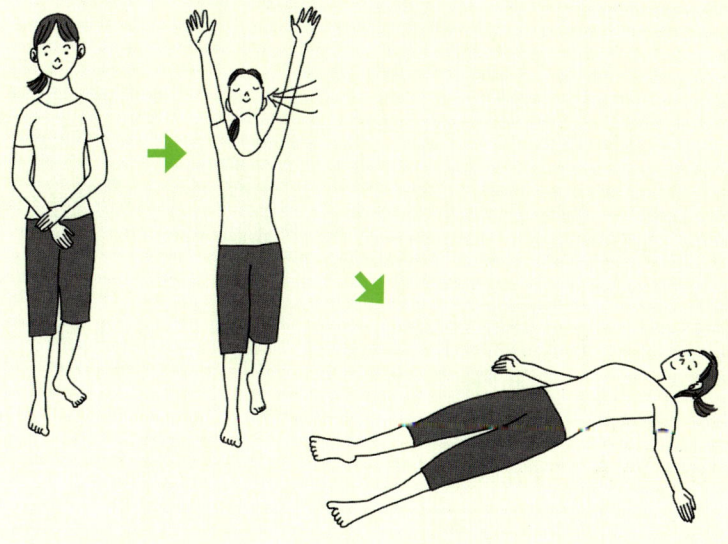

지은이 야마모토 마사코

시력향상요가협회 이사장이자 야마모토 요가연구소 소장. 지병이었던 척추분리증을 요가로 완전히 치료한 경험을 계기로, 오키 요가를 창설한 오키 마사히로에게 사사했다. 이후 홍콩 중국의학연구원에서 동양의학을 공부했다.

동양의학을 토대로 야마모토 요가연구소를 설립한 후 독자적으로 개발한 '시력 향상 요가'가 언론의 주목을 받으면서 화제에 올랐다. 『근시, 노안, 난시에 좋다! 시력 향상 요가』 『즉효! 안구 운동』 『깨끗하게 보이는 시력 향상 셀프케어』 등 요가와 시력 향상에 관한 여러 저술을 펴냈다.

옮긴이 박재현

1971년 서울에서 태어났다. 상명대 일어일문학과를 졸업하고 일본으로 건너가 일본외국어전문학교 일한 통·번역학과를 졸업했다. 일본도서 저작권 에이전트로 일했으며, 현재는 출판기획 및 전문 번역가로 활동 중이다. 번역서로 『장이 살아야 내 몸이 산다』 『혈관이 살아야 내 몸이 산다』 『면역력이 살아야 내 몸이 산다』 『미국인은 왜 뚱뚱한가』 등이 있다.

지적인 작업자를 위한 눈 스트레칭

야마모토 마사코 지음
박재현 옮김

초판 1쇄 인쇄 2015년 2월 12일	주소 서울시 마포구 동교로 12안길 31 2층 (121-839)
초판 1쇄 발행 2015년 2월 17일	전화 (02) 333-3110
발행처 안테나(도서출판마티)	팩스 (02) 333-3169
출판등록 2013년 11월 12일	이메일 antennabooks@naver.com
등록번호 제2013-000347호	블로그 http://blog.naver.com/matibook
	트위터 http://twitter.com/antennabook

발행인 정희경	'METRETCH' DE KINSHI YA ROUGAN, HAKUNAISHO, HIBUNSHO WO KAIZENSURU
편집장 박정현	Copyright©2014 MASAKO YAMAMOTO All rights reserved.
편집 강소영, 서성진	Originally published in Japan in 2014 by SB Creative Corp. Korean Translation Copyright © 2015 by Matibooks
마케팅 최정이	Korean edition is published by arrangement with SB Creative Corp. through BC Agency.
디자인 땡스북스 스튜디오	ISBN 979-11-86000-08-3 값 12,000원

"사방팔방 책 읽는 소리"
안테나는 도서출판 마티의 명랑 브랜드입니다.